桂派名老中医·学术卷

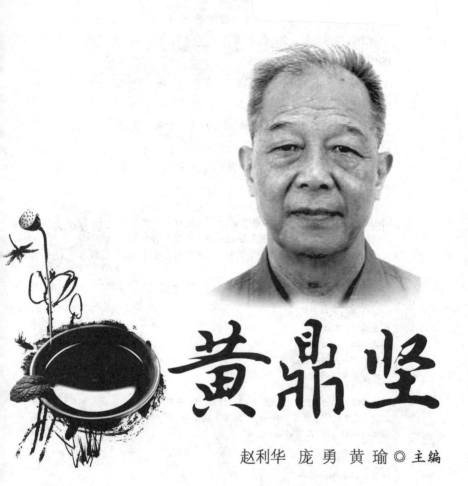

黄鼎坚

赵利华 庞 勇 黄 瑜 ◎主编

中国中医药出版社

·北 京·

图书在版编目（CIP）数据

桂派名老中医.学术卷.黄鼎坚 / 赵利华，庞勇，黄瑜主编.—北京：
中国中医药出版社，2021.12

ISBN 978-7-5132-6392-4

Ⅰ.①桂⋯　Ⅱ.①赵⋯　②庞⋯　③黄⋯　Ⅲ.①中医临床—
经验—中国—现代　Ⅳ.① R2

中国版本图书馆 CIP 数据核字（2020）第 156963 号

融合出版数字化资源服务说明

本书为融合出版物，其增值数字化资源在"医开讲"平台发布。

资源访问说明

扫描右方二维码下载"医开讲 APP"或到"医开讲网站"
（网址：www.e-lesson.cn）注册登录，输入封底"序列号"
进行账号绑定后即可访问相关数字化资源（注意：序列号只
可绑定一个账号，为避免不必要的损失，请您刮开序列号立
即进行账号绑定激活）。

中国中医药出版社出版

北京经济技术开发区科创十三街 31 号院二区 8 号楼
邮政编码　100176
传真　010-64405721
保定市西城胶印有限公司印刷
各地新华书店经销

开本 880×1230　1/32　印张 10.75　字数 212 千字
2021 年 12 月第 1 版　2021 年 12 月第 1 次印刷
书号　ISBN 978-7-5132-6392-4

定价　49.00 元
网址　www.cptcm.com

服务热线　010-64405510　　微信服务号　zgzyycbs
购书热线　010-89535836　　微商城网址　https://kdt.im/LIdUGr
维权打假　010-64405753　　天猫旗舰店网址　https://zgzyycbs.tmall.com

如有印装质量问题请与本社出版部联系（010-64405510）
版权专有　侵权必究

"广西老中医药民族医药专家宣传工程"
工作委员会

李 序

广西是我国中医人才辈出、中药资源丰富的省份之一。系统挖掘整理广西地区国家级名老中医经验，是中医药薪火相传、创新发展的源泉，培养后继人才的重要途径，也是中医药教育有广泛现实意义的一项重要工作。

《桂派名老中医·学术卷》是我区自新中国成立以来较为系统的一套汇集所有国家级名老中医学术经验的专辑。这些老一代中医工作者弘扬国医，自信自强，大医精诚，堪为榜样。书中汇集了以"国医大师"班秀文为代表的一批医术精湛、德高望重的名医名家的学术思想与经验，从学术思想、临床经验、医德医风与治学等方面介绍了他们所取得的学术成就，从不同角度反映了他们成长的历程，展现了其对所擅长疾病的真知灼见与临证心得体会。精辟的见解，给人以启迪，足资效法，堪为轨范。本套丛书的出版，有助于激励中医药后继者深入研究和精通中医药学，有助于当代名中医的成长，有利于继承和发扬中医药的特色优势，弘扬广西地方名医学术思想，进一步提高广西中医药地位。我们应当继续深入做好对广西中医药、广西民族医药的发掘和整理提高工作，保存和发扬中医药特色与优势，推动传承与创新，弘扬中医药文化，加强中医药人才队伍的建设，加强中医药科学研究，加快名老中医的经验、学术、技能、文献等抢救工作的步伐，推进中医药理论和实践创新，为促进中医药、民族医药事业作出新的更大的贡献。

广西壮族自治区副主席　李康

2010 年 12 月

王　序

　　中医药是中华民族的瑰宝，在我国各族人民长期的生产生活实践和与疾病做斗争中逐步形成并不断丰富发展，为中华民族的繁衍昌盛作出了重要贡献，作为中国特色医药卫生体系的重要组成部分，至今仍在维护人民健康中发挥着独特作用。中医药天地一体、天人合一、天地人和、和而不同的思想基础，整体观、系统论、辨证论治的指导原则，以人为本、大医精诚的核心价值，不仅贯穿于中医药对生命、健康和疾病的认知理论与防病治病、养生康复的临床实践，而且深刻地体现了中华民族的认知方式、价值取向和审美情趣，具有超前性和先进性。随着健康观念变化和医学模式转变，中医药越来越显示出其宝贵价值、独特优势和旺盛的生命力。

　　广西地处岭南，中医药、民族医药资源丰富。历史上，无数医家博极医源，精勤不倦，为中医药和民族医药发展作出了积极贡献。广西广大中医药和民族医药工作者认真继承，加快创新，涌现出一批治学严谨、医德高尚、医术精湛的全国名老中医。为了展示他们的风采，激励后学，广西壮族自治区卫生厅组织编写了《桂派名老中医》丛书，对"国医大师"班秀文等28位全国名老中医做了全面介绍。传记卷记录了名医的成长历程、诊疗实践和医德医风，学术卷展示了他们的学术思想和临证经验。这套丛书的出版，不仅有利于读者学习"桂派名老中医"独到的医技医术和良好的医德医风，也将为促进广西中医药和民族医药的传承创新起到重要作用。

随着党和国家更加重视中医药，广大人民群众更加信赖中医药，国际社会更加关注中医药，中医药事业迎来了良好的发展战略机遇期。衷心希望广大中医药和民族医药工作者抓住机遇，以名老中医为榜样，坚持读经典，跟名师，多临床，有悟性，弘扬大医精诚的医德医风，不断成长进步，为我国中医药事业发展作出新的更大的贡献。

中华人民共和国卫生部副部长
国家中医药管理局局长
2011 年 1 月

前　言

　　中医药、民族医药是我国各族人民在几千年生产生活实践和与疾病做斗争中逐步形成并不断丰富发展的医学科学，为中华民族的繁衍昌盛作出了重要贡献，对世界文明进步产生了积极影响。新中国成立特别是改革开放以来，党中央、国务院高度重视中医药工作，中医药事业取得了显著成就。

　　广西地处祖国南疆，是全国唯一同时沿海、沿边、沿江的省区，是西南地区最便捷的出海大通道。广西中草药资源丰富，中草药品种居全国第二位。广西是壮、汉、瑶、苗、侗、仫佬、毛南、回、京、彝、水、仡佬12个民族的世居地，其中壮族是我国人口最多的少数民族。在壮、汉等各民族文化的滋养下，广西独特的区位优势和丰富的药材资源，孕育了"桂派中医"这一独特的中医流派，在全国中医行业独树一帜，在东南亚地区也具有广泛影响。

　　近年来，在自治区党委、政府的正确领导下，广西中医药、广西民族医药事业蓬勃发展，百家争鸣，百花齐放，名医辈出，涌现了以"国医大师"班秀文为代表的一大批"桂派中医"名家，他们数十年如一日地奋斗在临床、科研、教学一线，以高尚的医德、精湛的医术赢得了广大人民群众的赞誉。"桂派名老中医"是"桂派中医"的代表人物，在长期的医疗实践中，他们逐渐摸索总结出具有广西特色的一整套方法和经验，为广西中医药、民族医药发展作出了独特的贡献。

为弘扬"桂派名老中医"全心全意为人民群众服务的奉献精神，大力营造名医辈出的良好氛围，调动广大中医药、民族医药工作者的积极性，在广西壮族自治区人民政府和国家中医药管理局的大力支持下，广西实施了"国医大师"班秀文等老中医药、民族医药专家宣传工程，《桂派名老中医》丛书就是该工程的成果之一。丛书分为学术卷和传记卷。学术卷在发掘、整理"桂派名老中医"学术思想和临床经验的基础上，筛选出第一批名老专家，将他们数十年的临床体会和经典医案进行系统梳理提炼，旨在全面总结他们的医学成就，为繁荣中医药学术、促进中医药事业发展作出贡献；传记卷由专业作家撰写，主要记录"桂派名老中医"的人生经历和成才轨迹，弘扬他们大医精诚的精神，希望能借此探索中医名家的成长成才规律，为在新形势下构建中医药人才的培养体系提供借鉴。

由于时间紧迫，书中错漏在所难免，恳请读者批评指正。

广西壮族自治区卫生厅
广西壮族自治区中医药管理局
2010 年 12 月

范序

针灸学术，岐黄之术，医学国粹，绚丽奇葩。

吾之师辈，鼎坚教授，烈士暮年，壮心不已。

学习发扬，颇受教益，医德高尚，精益求精。

师古溯源，传承创新，择善而从，自成一家。

针道针术，勤于所学，勇于实践，得心应手。

审证用穴，注重经络，谨守病机，各司其属。

回首往昔，难忘心头，点点滴滴，薪火相传。

教书育人，诚挚相待，深入浅出，循循善诱。

人命至重，有贵千金，仁心仁术，济世救人。

古创九针，唯毫最微，各不同形，各有所宜。

必欲治病，莫如用针，针灸线药，灵活运用。

缓慢捻进，不急不躁，神在秋毫，属意病者。

夯实理论，孜孜不倦，临证实践，效如桴鼓。

拳拳之心，殷殷之情，吾等后辈，誉之楷模。

自然疗法，悠悠历史，独树一帜，名声远扬。

针灸事业，传承发展，发扬光大，杏林春暖。

2020 年 6 月

（范郁山，广西中医药大学教授，主任医师，广西针灸
学会会长，广西中医药大学针灸推拿学院院长）

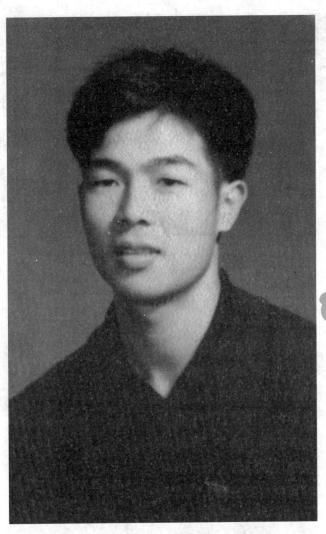

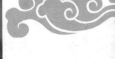

黄鼎坚教授（1963年）

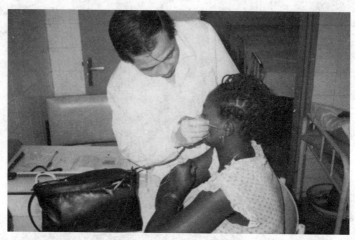

黄鼎坚教授参加援外医疗队时为患者诊治（1986年）

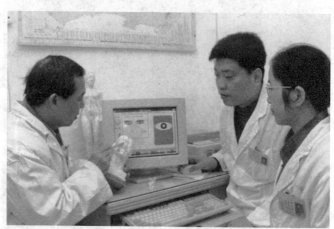

黄鼎坚教授和徒弟研讨深刺睛明穴（1999年）

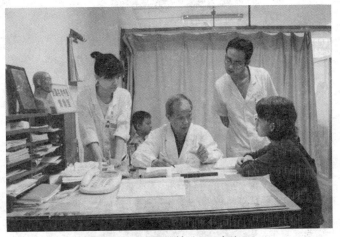

黄鼎坚教授临床带教（2012年）

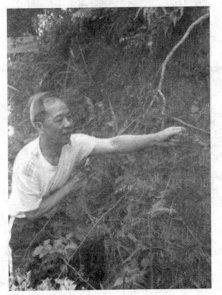

黄鼎坚教授上山采药（2012年）

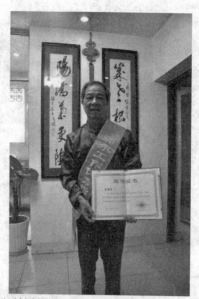

黄鼎坚教授获得"全国老中医药专家学术经验继承工作优秀指导老师"荣誉称号（2008年）

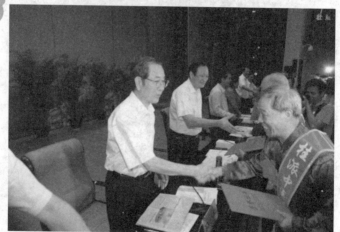

黄鼎坚教授获得"桂派中医大师"荣誉称号（2012年）

目　录

黄鼎坚

1

黄鼎坚

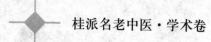

黄鼎坚

医家小传

从大山走出来的针灸名医

1993年，在东兰中学45周年校庆的庆典大会上，当黄鼎坚教授满怀激情地将自己"山矮、人高、水浊、心清"的敬匾献给母校时，年逾古稀的覃松山老校长紧握他的手，频频点头，激动地说："鼎坚，你为东兰争了光！"

黄鼎坚，1939年8月4日出生于广西壮族自治区东兰县大石山区的农村。1956年秋，他以优异成绩考入东兰中学，靠大哥和学校老师、同学的资助，坚持勤工俭学，以门门功课优秀的成绩完成了高中学业。在中学时代，黄鼎坚教授就有着对医学的向往，对医生这一职业充满敬意。黄鼎坚教授来自缺医少药的大石山区，从小家境贫寒，生活艰辛，8岁起每逢阴雨天就关节疼痛，影响学习、生活，入中学时偶遇镇上一位名叫朱汉的郎中，几根"旱针"扎入双膝部位，顷刻疼痛缓解，从此"旱针""中医"四字印入他的脑海。读高中期间，黄鼎坚教授不幸患上阑尾炎，得到当时县医院院长黄志民的手术治疗，4天痊愈出院。1959年7月，幸运之神终于垂青这位勤奋学习的大山之子，黄鼎坚教授以优异成绩考取广西中医专科学校（现广西中医药大学）医疗系，成为东兰县有史以来考入中医学院的第一人。他非常珍惜来之不易的学医生涯，寒窗苦读4年，他用大山赋予的那股坚忍不拔的毅力啃噬着一部部晦涩难懂的"砖头"般厚重的中医专著。毕业后，黄鼎坚教授被

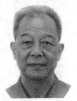

分到学校附属医院轮科锻炼，由于对针灸有特殊的感情和天赋，临床轮转结束，他被老师看中留在了针灸科，从事针灸临床和教学工作。指导老师要求他临床的同时还要带教、参加教材编写工作及理论教学。他把压力当作动力，一步一个脚印，在针灸医学的道路上前进。

黄鼎坚教授跟李任源老师学习安全留针法、子午流注纳络止痛法。1976年师从近代针灸大师朱琏学习，这是他提高针灸水平的一个新起点。他不但学习大师的诊疗方法和技术，还受到大师"西学东渐"思想的影响，思路逐渐开阔，形成了"学宜广"的治学风格。后来，他又参与了朱琏遗著《新针灸学》第三版的整理和编撰工作。1980年到南京参加全国高等中医院校师资提高班，得到针灸大师邱茂良、肖少卿、杨长森的直接传授。1981年到北京参加全国针灸高级医师进修班，直接聆听贺普仁、程莘农大师的教诲。黄鼎坚教授曾深入学习过20世纪70年代末出现的全息生物学及90年代兴起的足部反射区疗法，并在实践中适时加以应用，充分反映了他"学宜广"的务实求知态度，乐于接受新事物。除了从书本上学习外，他还向同行学习，取他人之长，补自己之短，坚持"知之为知之，不知为不知"的态度。要做好这一点并非易事，贵在放下自身架子，不耻下问，这样才能真正学到他人之长处。哪怕是他人只言片语的体会或点滴经验，他都抱着"他山之石，可以攻玉"的心态，虚心学习，并验之实践，以实践的结果作为取舍之标准。黄鼎坚教授不失时机地向壮医名师李

黄鼎坚

才魁老师学习民间草药知识、太极针，随李师上山采药认药，下乡为民防病治病。在针灸教研室的安排下，他还向民间老中医龙玉乾虚心求教，学习具有壮族医疗特色的药线点灸疗法，并与他人一道将龙老运用药线点灸疗法的散在而宝贵的经验分门别类地归纳整理，编撰出版了《壮医药线点灸疗法》一书，并完成了"壮医药线点灸疗法的整理和疗效验证"工作，为这一具有壮族民间医疗特点的药线点灸疗法的传授与推广做出了贡献。

1963 年毕业留校任教至今，黄鼎坚教授逐渐把针灸变成自己悬壶济世的手段和毕生的追求。五十余载，薪火传承，光大杏林。在针灸学术上，黄鼎坚教授"择善而从，自成一家"，提出针灸学是一门独特而完整的学术体系，是"理、诊、法、方、穴、术"的集合，认为针灸临床的主导思想在于中医学的整体观、辨证观、动态平衡观，临证强调辨证、辨经、辨病论治，他将传统的经络辨证和近代的经络全息疗法融合，形成自己独具特色的经络诊察方法。他强调针灸治病的关键为补虚泻实，以平为期，虚则补之，实则泻之，不虚不实以经取之。黄鼎坚教授既继承了古代医家针灸药并举、以针为主的特点，又受近代针灸大师朱琏的神经针灸学说的影响，并善于挖掘本地区民族医药特色，形成针、灸、线、药为一体的独特诊疗体系。就这样，一个对医生职业充满向往的大山深处的农家子弟，最终成为一名受人尊重、技术高超的当代针灸名医。

未出校门就退休的医生

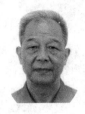

　　黄鼎坚教授常戏称自己是"入校未出门就退休"的医生。1959年，黄鼎坚教授参加高考，原来准备报考文史类，但在赴百色考试前十二天，两位班主任根据当时的时势和他的具体情况分析，要求他改报医农类志愿。最终，黄鼎坚教授以优异成绩考取广西中医专科学校医疗系，从此踏入中医高等学府的殿堂。大学期间正值国家"三年困难时期"，学校的学习、生活环境都十分艰苦，而中医学的知识深奥、晦涩难懂，许多同学都觉得枯燥乏味，产生厌学情绪，黄鼎坚教授却怀着对中医学的追求默默啃读，老师讲解的内容先记录下来，课后再反复推敲。黄鼎坚教授大学期间的课堂笔记是公认的较完整的版本，常常被同学们借阅传抄。课余时间，他喜欢去图书馆、古旧书店查阅中医书籍，提升学习兴趣。针灸学一开课，他就特别兴奋，为了尽快掌握针法要领，还买了一套毫针，课余时间为同学们扎针，自己关节有不适时就在自己身上扎。假期回家，他也不忘带上筒针和针灸书，老乡有病痛时就给他们扎针治疗，有的患者扎一两次就好了，从此他与针灸结下了不解之缘。

　　1963年，黄鼎坚教授毕业，本以为作为东兰县第一个中医科班出身的中医师，回乡服务是铁定的，没想到由于学习、实习成绩双优被留校任教。黄鼎坚教授酷爱中医事业，在工作中兢兢业业，得到了领导和同事的赞誉。由于参加工作，他没有时间回东兰探望父母，每次发工资后只能通过邮局寄些钱回去以报答父母的养育之恩。1976年秋，父亲病故的噩耗传来，他悲痛万分，但当时正随中国针灸名家朱琏大师学习、工作，他觉得人死不能复生，而中国新针灸学失传才是中华民族沉痛的悲剧。于是，他发去电报，叫邻里房叔为父亲草理了后事。为了中医事业，他则甘当"不孝之子"。

作为针灸学的教师，黄鼎坚教授时时处处有一种奉献情怀和创新意识。1980年，他参加全国高等中医院校针灸师资提高班学习归来后，立刻马不停蹄地承办全区针灸学习班，并率先创建广西首家针灸专科病房，为此后广西针灸中心和国家中医药管理局重点建设专科奠定了坚实的基础。针灸专科病房不仅成为了广西中医学院（现广西中医药大学）针灸实习和广西针灸人才的临床培养基地，而且也成为了对外交流的窗口，率先接收了澳大利亚、美国、法国、台湾等国家和地区的针灸学生。黄鼎坚教授不厌其烦地对他们进行带教指导，他有时以自身为活标本，让学生们在他这块"试验田"里耕耘。一位美籍留学生曾热泪盈眶地竖起大拇指，说黄鼎坚教授"very good"。

黄鼎坚教授十分注重树立中医针灸在外国人心中的形象。1983～1986年，他受卫生部（现国家卫生健康委员会）委派，参加援外医疗队赴非洲尼日尔共和国，在工作时间里，他利用自己对痿、瘫、痹、痛证的针灸特长，使一位位顽证患者摆脱病痛的折磨。有一位半身不遂、卧床1年之久的非洲老者被治愈后，望着黄鼎坚教授手中银闪闪的长旱针感激涕泪地问："这是不是上帝赐给的神针？"黄鼎坚教授笑了。可这一笑却笑出一个问题，不要说外国人极少知道针灸为何物，就连中国很多普通百姓也对针灸疗法知之甚少，感觉针灸疗法神秘兮兮的，其原因就是人们没能从病理、生理的角度了解它。于是，一个想法在黄鼎坚教授的心中萌生：他要写一部关于针灸疗法的科普书籍。为此，他白天为外国人解除痛苦，晚上则挑灯著书立说。1988年，一部名为《点穴疗法》的著作由广西科学技术出版社出版，1990年转由台湾渡假出版社有限公司向海外出版发行，先后印刷6次，发行量达12万册之多。该书获得1988至1992年度广西第三届优秀科普作品三等奖。1996年8月，黄鼎坚教授接到一个从美国打来的国际长途电话，打电话者说在纽约某书店看到他的《点穴疗法》一书，但此书缺货，问他家里还有没有书。黄鼎坚教授觉得一个美国人对中国传统医药有着如此浓厚的兴趣，作为该书作者，在激动之余，无论如何也要满足异国他乡读者的要求。第2天，他将家里仅存的两本样书寄向了大洋彼岸。黄鼎坚教授还参与了《壮医药线点灸疗法》《实用中医学》等7部著作的编写工作，参加了"壮医药线点灸疗法与临床验证研究"等3项科研项目，获地市、省部级成果奖。此外，他在省级以上刊物发表或交流论文30余篇。他的学术论文《全息生物学为中医学奠定了现代生物学的基础》获准在挪威第二届国际生物全息生物学学术讨论大会上交流。1992年，黄鼎坚教授被载入《中国中医名人辞典》，1995年又被载入《中医名医系列》一书。由于工作成绩突出，1995年黄鼎坚教授被评为广西优秀医学科技工作者；1997年被人事部（现人力资源和社会保障部）、卫生部、国家中医药管理局审定为第二批全国老中医药专家学术经验继承指导老师，并被聘为广西中医学院针灸推拿学专业硕士研究生导师；2000年被聘为广西中医学院针灸推拿学学术带头人。作为名医、专家，黄鼎坚教授曾被列入《中国中医名人辞典》《中医名医列传》《当代名老中医图集》《共和国名医专家大典》。2005年，黄鼎坚教授入选国家"十五"科技攻关计划项目"名老中医学术思想、经验传承研究"课题的百名名老中医，当时正在瑞典讲学、交流的他不顾当地医疗界的挽留，不辞劳苦、不远万里地回国，将自己多年临证经验和学术思想无私传授，指导课题组按时顺利完成任务。

从步入中医殿堂到退休的40余载的悬壶济世、薪火传针的行医生涯中，黄鼎坚教授从一个弱冠之年步入中医大学堂的农家子弟，一步一步脚印成长为一名八桂针灸名家和全国老中医药专家学术经验继承工作指导老师。1980年，黄鼎坚教授晋升为主治医师、讲师；1985年在非洲援外期间通过考试和技术考核，晋升为副主任医师、副教授；1992年晋升为主任医师。黄鼎坚教授的个人档案资料、组织关系等从1959年入校到退休都未出过校门，所以他戏称自己为"未出校门就退休的医生"。

2005年退休以后，黄鼎坚教授仍然坚持临床服务，积极参加社区义诊及广西壮族自治区科学技术协会组织的科技"三下乡"活动，为农村群众送医送药，给当地医生讲学指导。2007年，他被国家中医药管理局授予"全国老中医药专家学术经验继承工作优秀指导老师"的称号。中华中医药学会授予他"全国名老中医先进工作室（站），黄鼎坚名医工作室"的牌匾，他的工作室在2010年成为国家中医药管理局的名医工作站建设单位。为促进针灸事业的发展，黄鼎坚教授依然是"老骥难消伏枥心"。

博观约取，自成一家

　　黄鼎坚教授从事中医针灸教学、临床工作以来，忠于职守，爱岗敬业，勤奋求实，积累了丰富的经验。他所宗的古今针灸医家为杨继洲、朱琏、邱茂良、肖少卿、贺普仁等，最喜读的针灸著作有《灵枢》《针灸大成》《金针梅花诗抄》《新针灸学》《针灸纂要》。他崇尚药王孙思邈的格言"人命至重，有贵千金"。黄鼎坚教授之所以有今天的成就跟他持之以恒的处事态度是分不开的。他喜欢竹子的韧性，常借用郑板桥的诗来自勉，"咬定青山不放松，立根原在破岩中。千磨万击还坚劲，任尔东西南北风"。

　　在长期的针灸临证中，黄鼎坚教授提出，针灸学是一门独特而完整的学术体系，是"理、诊、法、方、穴、术"的集合，针灸临床的主导思想在于中医学的整体观、辨证观、动态平衡观，临证强调辨证、辨经、辨病论治三结合，他将传统的经络辨证和近代的经络全息疗法融合，形成自己独具特色的经络诊察方法，他还强调针灸治病的关键为补虚泻实，以平为期，虚则补之，实则泻之，不虚不实以经取之。

黄鼎坚教授重视针刺选穴精少。他指出，毫针刺法是构成针灸学"理、诊、法、方、穴、术"六大内容的重要组成部分之一，也是影响针刺疗效的关键因素之一。黄鼎坚教授推崇缓慢进针法，并发扬了朱琏老师的缓慢进针法，提出进针要"轻、稳、准"。临床上采用缓慢捻转进针法时，若要避免针入皮肤层时会产生刺痛感，最为关键的一点是在皮肤层的捻转操作要尽可能轻巧且幅度要小（常小于15°），下压指力的运用要均衡适当，实压虚捻，这样一般在整个进针过程中患者都不会感到刺痛。在皮肤层进针时患者通常可感觉到一种轻微麻胀感，即所谓的"皮肤感"。黄鼎坚教授认为，这种"皮肤感"也属于针感之一，如应用快速进针法时则难以感受到。在缓慢进针过程中所引发的此种得气感觉，是针刺刺激皮肤浅层得气时皮部络脉之气被激发的表现，因而易于循经脉线扩散或由穴位处向外辐射，这种感觉的出现也同时有利于深层得气感的获得，使得针刺过程中于浅、中、深三个不同层面均能获得针感，从而能更好地发挥真正意义上的"疏通经络"的作用。此外，该法对肌肤损伤少，尤其能避免伤及血管、神经，又安全、卫生，这正是缓慢捻转进针法的优势所在。正是由于以黄鼎坚教授等为代表的一批朱琏弟子及他们的学生对缓慢进针法的继承和推广应用，才使其发展成为广西针灸流派的特色。

选方配穴是针灸治疗的重要组成部分，黄鼎坚教授认为，组方配穴不宜强求大而全，方穴繁多似乎是面面俱到，实则互相掣肘，难取预期效果。因此，他在选穴配方上强调遵循《黄帝内经》提出的"谨守病机，各司其属"之原则，因证选穴，处方严谨有度，务求少而精。为了避免取穴繁杂，黄鼎坚教授在临床上特别注重方穴与理法丝丝入扣，在选穴组方上尤为重视特定穴、经验穴和反应点的应用。黄鼎坚教授选穴精要、定穴准确，临床用穴一般不超过8穴，以4～6穴为多。

在临床实践中，黄鼎坚教授重视突出中医针灸特色与优势，重视针灸（线）药结合，他善于挖掘本地区民族医药特色，形成针、灸、线、药的独特诊疗体系。在向针灸大师朱琏学习的过程中受到了其神经针灸学说的影响，尤擅长运用针灸疗法治疗面瘫、面痛、眩晕、失眠、偏头痛等神经系统病证，痿、痹、瘫等肌肉关节运动系统病证，带状疱疹、神经痛、中风后遗症、顽固性呃逆、泄泻、突发性耳聋、视力下降及异常等障碍性疑难杂症，各种术后功能（紊乱）失调综合征如大小便失禁的治疗与康复。他还善于灵活应用药线点灸、挑刺、点穴、埋线等疗法治疗各种疾病。对于临床疑难病证，黄鼎坚教授坚持"一针二灸三用药"，特别是在治疗脏腑病证和皮肤疾病时，黄鼎坚教授常用中药调理脏腑功能，如咳嗽、慢性泄泻，或用中药外洗、外敷治疗皮肤湿疹、牛皮癣、银屑病等，常取得让人满意的临床疗效。

黄鼎坚

光大杏林，传针万里

黄鼎坚教授长期以来承担中医针灸学、针灸医籍选等课程的教学工作，并举办专题讲座，进行临床指导。从毕业留校开始针灸教学到1989年教授针灸推拿本科专业的学生，从1983年参加国家援非医疗队到1987年开始接纳国外针灸留学生，从1995年招收针灸推拿学硕士研究生到2001年担任中医传统班师带徒的指导教授，1997年他被人事部、卫生部和国家中医药管理局遴选为第二批全国老中医药专家学术经验继承工作指导老师，承担师带徒任务。黄鼎坚教授可谓桃李满天下，学生遍布世界各地，均活跃在针灸临床、教学和科研的各个领域。

"不通十二经络，开口动手便错"。黄鼎坚教授非常强调针灸基础理论的学习。黄鼎坚教授是科班出身，大学时期的学习既宝贵又短暂，是他工作的基石。他最能理解学生求知若渴的心情，所以对于针灸医籍的讲解总是循循善诱、深入浅出，从临床案例入手，将学生引入经典理论的学习中，他的讲解使得学生可以少走弯路、抓住要旨。对于留学生，他能针对每个人的汉语水平和专业背景因材施教，使他们回国后能学以致用，为此他还撰写了《对提高涉外针灸临床教学质量的思考》的论文。黄鼎坚教授常说："医者，仁术也。""仁"是孔子儒学的最高标准，更是中医的道德根本，体现了对生命的关心和尊重，"人命至重，有贵千金"。他认为，孙思邈的《备急千金要方·大医精诚》

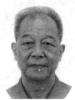

应是每个医学生的入门必读，医生进入临床就意味着服务于患者，医学生只有在学习阶段打下坚实的基础，才能做到"仁心立术，济世救人"。黄鼎坚教授在工作中严于律己、以身作则，在担任广西中医学院第一附属医院（现广西中医药大学第一附属医院）副院长期间，依然坚持门诊工作和病房查房制度。生活中，他平易近人，学生有什么困难、想法，总愿意找他帮忙。

作为广西中医学院第一附属医院针灸科主任，黄鼎坚教授十分重视针灸临床基地的建设。1980年，在他的直接领导下，广西第一家针灸病房得以建立，现在成为广西针灸中心和国家中医药管理局针灸重点专科。针灸病房的建立、病种的增加、业务的扩大，不仅建立了针灸学科梯队，培养了针灸人才，而且也为针灸推拿学专业本科生和硕士研究生提供了良好的临床实践环境。同时，针灸科还成为医院和学院对外交流的窗口，接收了大量留学生，使广西的针灸特色得以传播到世界各地。2000年，针灸推拿学被列为学院的重点学科，黄鼎坚教授成为针灸推拿学的学术带头人。

为大力推进针灸学的发展，黄鼎坚教授从20世纪70年代担任广西针灸学会秘书长开始，先后多次承办广西针灸师资进修提高班，并积极参加国内外学术活动，推广、传播针灸。1989～1990年，他两次出访越南、柬埔寨，进行业务考察；1992年出席了在挪威举办的第三届国际全息医学研讨会；1995年出席了在马来西亚举办的国际医学论坛大会；1997年出席了在北京举办的世界针灸学会联合会成立四周年暨学术研讨会；1999 年应德国自然疗法医学会的邀请和弟子董江涛赴德国讲学 3 个月，先后在自然疗法学院 7 个分校包括奥地利教学点进行中医、针灸教学交流活动；2000 年出席了在西班牙举办的东西方医学交流论坛大会；2002 年出席了在摩尔多瓦举办的替代医学讨论交流会；2003 年在香港同仁中医中心进行医学交流活动；2004 年应邀赴瑞典讲学。黄鼎坚教授极力促进国际医学文化交流与合作，曾接待联合国亚太地区卫生组织传统医学访问团，以及日本、美国、澳大利亚、越南等国家的医学和教育考察团。

如今，虽然黄鼎坚教授已年过八旬，但依然坚持每周出诊 3 天，指导国内外学生，参加各种形式的科技推广讲座、学术论坛。"低头做事，昂头做人"，"处处尽心，即是快事，举步踏实，便是坦途"。黄鼎坚教授为人低调，不计得失，品德高尚，是我们后辈学子学习的楷模；其谦和的态度、务实的信条更时时激励着我们。

学术思想

黄鼎坚教授认为，针灸学是一门独特而完整的学术体系，它以中医基础理论为基石，以经络腧穴学为基本理论，以经穴诊察、针灸治疗为诊疗手段，从而成为完整的学术体系。简而言之，针灸学是"理、诊、法、方、穴、术"的集合。

黄鼎坚教授学术思想的核心是有机整体观、动态平衡观、全面辨证观。临床治疗上倡导"治宜杂"，提倡"一针二灸三用药"，重视手法，继承、发扬了缓慢进针手法，选穴精当，组方简练。

有机整体观

中医学的有机整体观认为，人是一个有机的统一体，无论从结构上还是从功能上或从内外关系上都被看成是一个有机的整体，任何一部分都是这个整体不可分割的单位，它们相互联系、相互影响。所以，考虑中医的问题要全面、系统，把局部与整体联系起来分析归纳才是完整的。中医有机整体观的理论，如阴阳五行学说、脏腑经络学说、卫气营血学说等，无不贯穿这一核心，并一直有效地指导着中医临床实践，证明中医学有机整体观的科学性和生命力。

在中医学有机整体观的影响下，针灸临证所应用的循经取穴配方、上病下治、下病上治、左病右治等方法就是有机地从整体考虑，并非片面的头痛医头、脚痛医脚。

动态平衡观

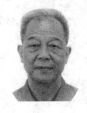

　　黄鼎坚教授在中医整体观及辨证观念的基础上提出在临床诊疗中要坚持动态平衡观。

　　中医学认为，人体的平衡不是简单的对称性平衡，而是人体脏腑经络、组织器官及其机能活动协调吻合所产生的平衡，它并不是消极的静态平衡，而是动态的平衡。机体上下、左右、表里内外协调平衡，是健康的标志。这种平衡是人体脏腑阴阳之间相互滋生、相互制约的一种协调关系，这一协调关系的存在是生命运动趋势处于相对稳态的结果。所谓"阴平阳秘"则强调了阴阳平衡状态对健康的重要性。从中医学动态平衡观来看，疾病的发生是人体脏腑经络、组织器官之间平衡失调，以及人与外界环境间的平衡被破坏的结果，不论是人体内部稳态失常，或是人体内外平衡协调失常，都是人体正邪双方力量对比关系不协调的表现，正如《素问·通评虚实论》所云："邪气盛则实，精气夺则虚。"《素问·阴阳应象大论》也指出："此阴阳更胜之变，病之形能也。"

　　此外，从动态平衡观的角度来说，疾病是在一个正邪不断斗争的运动变化过程中，因而人体内部平衡失调也是动态的，正如《素问·天元纪大论》所说："动静相召，上下相临，阴阳相错，而变由生也。"随着阴阳消长胜负、五行相乘相侮的动态变化而显现不同阶段的病证特点。因此，在诊断治疗上就需要以动态观而非静止观来分析疾病的动态变化过程，随时把握疾病性质的变化及病势发展，从而更灵活、更准确地辨证治疗，适时因势利导，补正纠偏。

黄鼎坚教授在诊疗疾病过程中始终坚持动态平衡的观点。他认为，一方面要从疾病的证候分析入手，以平衡的观点找出五脏六腑间失衡的病因病机和病位所在，确定脏腑阴阳的偏盛偏衰，然后通过具体治疗以调动人体调节机能，促进内部动态平衡的恢复；另一方面，也要认识到一旦病证形成，并非一成不变，要注意病证的传变演化，对不同的病理阶段要用动态的观点观察分析，准确判断疾病所处的阶段，立法、配穴紧随证候，具体情况具体处理。例如，在痹病的治疗上，初期以寒湿为主时，治以散寒祛湿；而当寒湿化热时，则治以清热化湿，治法因证变而易。

全面辨证观

辨证论治是中医学的精髓，是中医临床治疗上的独特思维模式和方法论。黄鼎坚教授根据针灸临床之特点，结合自己多年临床实践体会，认为辨证的具体内容上要强调辨病、辨证、辨经三方面结合。

辨证的首要目的是要在纷繁的症状中找出主症及辨出它的性质，因为在疾病发生发展过程中，阴阳气血、脏腑经络方面失调的表现并不一定均衡，在各种证候中必然有反映主要病机的主症，故在辨证时要善于找出主症并辨明其性质。辨病是以疾病临床表现特点为主要依据，并将相

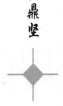

应辅助检查结果作为客观依据进行归纳分析，同时与各种类似疾病进行鉴别比较，然后确定病名。辨经是根据病变部位及所表现出来的证候，运用经络理论分析和归纳，推究病机，在辨证归经的基础上，对疾病的病位、病性进行判断。

黄鼎坚教授认为，针灸临床上既要重视八纲辨证、脏腑辨证等基本辨证方法，同时也要强调经络辨证，只有掌握和综合运用好八纲辨证、脏腑辨证、经络辨证等方法，针灸治疗才能有明确的方向，取得良好疗效，因而经络辨证应视为针灸临床辨证论治的重要一环，直接关系到针灸临床疗效。黄鼎坚教授将传统的经络辨证与近代的经络全息疗法融合，形成了自己独具特色的经络诊察方法，包括循经查因、络脉视诊、第二掌骨侧全息诊法和手诊法、耳诊、足部反射区按压诊察、背俞穴和原穴诊察、目诊。此外，黄鼎坚教授在寸口脉诊的基础上还诊太溪、趺阳、神门脉。对于疑难、危重症患者，黄鼎坚教授察脾胃和肾气、心气、先后天之气、五脏六腑所主之气，以判断疾病转归。

治病求本，倡导"治宜杂"，提倡"一针二灸三用药"

黄鼎坚教授认为，针灸临证施治总则不外乎求本，调和阴阳。

黄鼎坚

19

1. 治病必求其本 "本"即本于阴阳，阴阳是事物发展变化的规律，疾病的产生与阴阳失衡有关。阴阳为八纲辨证之首，"察色按脉，先别阴阳"，治疗上则"调和阴阳，以平为期"。

2. 补虚泻实 此为针灸治疗的根本原则，"虚"即为正气（经气）不足，"实"为邪实（经气阻滞不通），针灸施术要遵循"盛则泻之，虚则补之，不盛不虚以经取之"的法则。

3. 急则治其标，缓则治其本 在治病求本的情况下，着重治疗疾病产生的主要因素，而对一些急症，则要急则治其标。

黄鼎坚教授指出，临床治疗贵在"杂"，即所谓"杂以合治"，既要"杂而在理""杂而有效"，又要"杂而不乱"。在针灸疗法的范畴中有各式各样的治疗方法，临床治疗时除了要考虑传统、常规的毫针、艾灸、拔罐、放血等治疗方法外，尚需配合一些其他方法，如指针、穴位注射、药线点灸、针挑、熨疗等，主要目的在于针对病情适当选配治疗方法，以期提高临床疗效。另外，黄鼎坚教授的综合治疗思想还体现在重视针药并重方面。

临证施治贵在通权达变，因为任何一种治疗方法都不是万能的，每种治疗方法都有各自的长处和不足，只有因人、因时、因地制宜地针对病情加以适时灵活、正确合理地综合运用，治疗才能获得最好、最效之结果，患者才能尽快、尽善地康复。

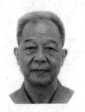

强调步骤、要领，重视治神、手法

　　黄鼎坚教授认为，针灸临证过程中，辨证固然重要，论治尤其施术亦是关键，明确掌握针灸的程序、步骤、目的与要领是对医者最基本的要求，重视治神、手法是疗效最大化的保证。

　　1. 步骤、要领　以常用的毫针为例，从持针、入针到出针，每一个步骤都有特定的动作技巧、目的、要求，且环环相扣、相辅相成。各种针法、灸法都有不同的操作要领，临证根据各之所宜而为之。

　　2. 治神　针灸过程中尤其强调精神集中，无论对医者还是患者来说，都要精神高度集中，且要互相沟通与配合，如此才能获得效应的最大化。

　　3. 手法

　　（1）缓慢进针、分层取气、得气为先：毫针刺法是构成针灸学"理、诊、法、方、穴、术"六大内容的重要组成部分之一，也是影响针刺疗效的关键因素之一。黄鼎坚教授推崇并发扬了朱琏老师的缓慢进针法，提出进针要"轻、稳、准"，黄鼎坚教授指出，临床上采用缓慢捻转进针时，往往在针入皮肤层时会产生刺痛感，若要避免刺痛感的出现，最为关键的一点是在皮肤层的捻转操作要尽可能轻巧且幅度要小（常小于 15°），下压指力的运用要均衡适当，根据患者肌肤张力来调控，实压虚捻，这样患者在整个进针过程中一般不会感到刺痛，尤其是在较易产生疼痛的皮肤层进针时亦很少出现疼痛。在皮肤层进针时患者通常可感觉到一种轻微麻胀及感传，即所谓的"皮肤感"，应用快速进针法时则难以感受到。在缓慢进针、行针过程中所引发的此种得气感觉，是针刺刺激皮肤浅层得气时皮部络脉之气被激发的表现，因而易于循经脉线扩散或由穴位处向外辐射，这种感觉的出现也同时有利于深层得气感的获得，使得针刺过程中于浅、中、深三个不同层面均能获得针感。缓慢进针手法已成为广西针灸流派的特色。

（2）擅长搓捏复合行针手法：行针手法是使针刺产生一定治疗效应的重要步骤和操作方法，因此在针灸发展的漫长历程中一直倍受重视。在50余年的针灸临床实践中，黄鼎坚教授体会到搓捏复合手法是一种行之有效的激发经气的方法。此法是在搓法的基础上把捻、捏、震、捣等法有机地结合起来，灵活地运用到催气、守气、行气、补泻等不同环节，从而起到有效激发经气、实施补泻的作用。在具体应用时，针对催气、守气、行气、补泻这几个不同的环节，操作手法上各有特点，以便达到预期的效果。

选穴精准，重视特定穴、经验穴、反应点

黄鼎坚教授认为，组方配穴不宜强求大而全，方穴繁多似乎是面面俱到，实则互相掣肘，难取预期效果。因证

选穴，处方严谨有度，务求少而精。为了避免取穴繁杂，黄鼎坚教授在临床上特别注重方穴与理法丝丝入扣，在选穴组方上尤为重视特定穴、经验穴和反应点的应用。黄鼎坚教授选穴精要、定穴准确，临床用穴一般不超过8穴，以4～6穴为多，甚有一两针取效者。

熟悉和掌握经络的循行和穴位的定位，包括一些穴位的特殊定穴方法，这是针灸医生的临床基本功之一。黄鼎坚教授认为，定穴不准或偏离经脉则难获预期针感和效果，故他严格以骨度分寸、局部解剖标志来进行穴位定点，并用循按、指切加以确认，同时也很重视一些穴位的特殊定位方法，在定穴上从不马虎草率，力求精确无误。

专病论治

呼吸系统疾病

花粉症

花粉症是由花粉引起的呼吸道变态反应性疾病，属于中医学"伤风""感冒"的范畴，相当于西医学的过敏性鼻炎、过敏性哮喘。本病春季多发，与致敏花粉的播粉期一致，过敏体质者易患，其表现多样，可表现为皮肤过敏，亦可表现为类似鼻炎的症状。

1. 病因病机　本病多因禀赋不足导致肺脾气虚，春季风邪经眼、鼻、皮毛侵犯到肺卫，反侮肺金，使肺失宣肃，传导失职，开窍不利，从而发病。

2. 辨证思路　黄鼎坚教授认为，此类过敏性疾病的治疗一般从肺卫入手以治标，从脾胃入手以治本。神阙穴可调理先后天，故治本。

3. 治验医案

H氏，女，26岁，2005年4月1日初诊。

主诉：目痒、鼻塞，伴呼吸不利1个月。

初诊：患者述每年逢春暖花开即发流泪、目红、发痒，伴鼻塞、憋气、呼吸困难，大便烂，身困倦。舌淡红，苔薄，脉浮。

诊断：花粉症（风邪犯肺）。

辨证分析：患者因先天禀赋不足，卫表不固，风邪外袭，致肺失宣肃，鼻窍不利，传导失职。

治则：疏风清热，培土生金。

治疗：风池（针用平补平泻，双），曲池（针用平补平泻，双），足三里（针用平补平泻，双），天枢（针用平补平泻，双），三阴交（针用平补平泻，双），大椎（拔罐），风门（拔罐），神阙（拔罐）。1周两次。

4月5日二诊：病情好转。上方加耳穴压豆：荨麻疹区、肺、神门、交感、脾、内分泌。

治疗3次，症状大减，巩固3周，每周1次，临床告愈。

按语：中医学认为，肺主气，司呼吸，主皮毛，开窍于鼻，在液为涕，与大肠互为表里。因春季风木为胜，可反侮肺金，使肺失宣肃，传导失职，开窍不利，发为花粉症。此类患者多禀赋不足，导致肺脾气虚，故应标本兼顾才能防止复发。根据本案患者的表现，考虑证型为风邪犯肺，且患者伴有目红、发痒等轻微热象，故取以上穴位治疗。风池、曲池祛风清热；足三里、天枢健运脾胃，运化水湿，并可培土生金制木气；神阙、大椎、风门拔罐，以祛肠风和外风，对过敏性疾病效果佳；并注重耳穴调理脏腑。本病选用神阙拔罐，意在调肠胃而提高机体免疫力以治本，培土生金，标本兼治，取效迅速。

本病春季多发，与致敏花粉的播粉期一致，过敏体质者易患。针灸能较好地控制病情，防止复发，预后良好，应嘱患者注意避开过敏原，坚持锻炼，增强体质。

黄鼎坚

外感咳嗽

外感咳嗽为感受外邪所致的咳嗽，相当于西医学的上呼吸道感染、气管炎、支气管炎。

1. **病因病机** 由于气候突变或调摄失宜，外感六淫从口鼻或皮毛侵入，使肺气被束，肺失肃降。

2. **辨证思路** 黄鼎坚教授认为，外感咳嗽多为实证，因外邪犯肺、肺气壅遏不畅所致，多兼有表证。六淫皆可为病，但风为百病之长，本病以风寒为多，病变过程中可发生风寒化热、风热化燥、肺热蒸液成痰等病理转化。

3. 治验医案

B 氏，女，49 岁，2005 年 12 月 23 日初诊。

主诉：咳嗽 1 周。

初诊：患者自述始于伤风，鼻塞、喉发痒，但无恶寒发热。继则一吸气即咳，咳痰，痰白带泡沫。咽红，舌质淡红，舌苔花刺、白、中根厚，脉滑。

诊断：外感咳嗽（风寒束肺）。

辨证分析：外受风寒之邪，从皮毛、口鼻而入，阻塞气道，肺失宣肃，发为咳嗽。

治则：祛风止咳化痰。

治疗

（1）风池（针用平补平泻，双），大椎（拔罐），风门（拔罐），膈俞（拔罐），脾俞（拔罐），丰隆（针用泻法，双），孔最（针用泻法，双）。

（2）天突至膻中搽油至局部红晕即可，隔日 1 次。

针灸 1 次咳减，上方更为 1 周 1 次。连续两周巩固治疗，临床告愈。

　　按语：咳嗽是由于外邪从皮毛而入引起的，黄鼎坚教授认为，外感咳嗽重在祛邪，宣降肺气。本案患者外受风寒之邪，从皮毛、口鼻而入，阻塞气道，肺失宣肃，治宜祛风止咳化痰。风池祛风；孔最为肺经郄穴，善治顽固咳嗽；大椎、风门振奋阳气，固卫以散风寒；丰隆为化痰止咳之要穴；膈俞、脾俞拔罐，降气健脾祛痰。从天突至膻中搽油可宽胸理气、平降逆气。

　　本病春秋季多发，儿童、老人及体质虚弱者好发。针灸治疗外感咳嗽预后良好，应嘱患者注意避风寒，避辛辣之品。

哮　喘

　　哮喘是一种发作性的呼吸系统疾病，以喉中哮鸣、呼吸困难甚则张口抬肩不能平卧为主症，相当于西医学的支气管哮喘及喘息性支气管炎。

　　1. 病因病机　本病多因外邪侵袭、饮食不当或情志不调而致肺卫不足、脾胃虚弱、肾气不固，气机失调，痰饮内伏，每遇外邪引动致痰气搏结，壅阻气道，从而使肺气失降所致。

　　2. 辨证思路　对于呼吸系统疾病，黄鼎坚教授采取辨证、辨经相结合的方法，通过症状（咳嗽、咳痰）、时间、舌脉等判别虚实、急性、慢性、寒热；通过经络诊察查找

黄鼎坚

反应点，主要以背俞穴及肺、脾、肾经穴为主。黄鼎坚教授主要从肺、脾、肾三脏论治，哮喘病之标在肺，根在脾肾，他强调脾肾双补，补火生土，培土生金，脏气相生，脾气足则痰无以生，肺气足则邪无以入。治疗时以治本为主，补命门之火；以培土生金，则标本兼治。

3. 治验医案

L 氏，女，41 岁，2004 年 12 月 5 日初诊。

主诉：咳喘伴腹痛 25 年。

初诊：患者自述自幼体弱，13 岁时患哮喘，平时以激素药片内服，发作时加喷剂，虽能缓解但咳嗽不停，且易感冒、肠胃不好，不慎进寒凉食品即泄泻。月经依时下，但量少色暗淡，曾 6 次怀孕，每至 4 ～ 11 周即流产。现喘咳，咳声重浊不扬，痰白，不易咳出，精神差，说话声低，无力，觉胸憋气短，四末发凉，背恶寒，纳少，寐可，每天口服可的松 1000mg 及喷剂 4 次。患者消瘦，肤欠润华，指甲少荣。舌质淡红，苔白，脉细滑数。

诊断：哮喘（寒证）；胃肠功能紊乱；滑胎。

辨证分析：因禀赋不足，脾胃气虚，痰湿内生，外感风寒，引动伏痰而发本病。

治则：健脾化痰，温肺止咳。

治疗

（1）神阙（艾条灸）/ 关元（艾条灸），足三里（针用补法），太渊（针用平补平泻），风门（针用平补平泻＋拔罐），肺俞（针用平补平泻＋艾条灸）/ 膏肓（针用平补平泻＋艾条灸），脾俞（针用平补平泻＋拔罐），三阴交（针

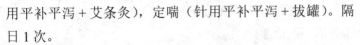

用平补平泻＋艾条灸），定喘（针用平补平泻＋拔罐）。隔日1次。

（2）吴茱萸末、附子末调活络油敷脐，3日一换。

12月12日二诊：针后觉胸憋气短明显改善，自行将可的松减至每日500mg。宗上治疗方案，每周两次，每次40～60分钟，连续两周。嘱患者调饮食，少食荤腥煎炒之物，避风寒。

2005年1月3日三诊：患者前两天伤风，鼻塞、咳嗽，痰白，但难咳，喘未发，喷剂减至每晚1次，上方加风池（针用平补平泻，双），大椎（针用平补平泻＋艾条灸）。

1月11日四诊：喘未发，但咳嗽痰声重，兼腹胀痛、大便烂。上方（1月3日）加丰隆（针用泻法），天突至膻中搽油，哈慈五行针刺之。四君子汤加痰咳净片内服。

2月9日五诊：症状平稳，无反复，自行停口服药，胸闷气紧即用喷剂。

3月至4月复诊：患者诉停服激素类药，无明显不适。上方（1月11日）加肺俞／风门、足三里／孔最，穴位注射鱼腥草、核酪注射液，每周两次，两组交替，以巩固疗效。

5月以来，患者时有咳嗽，哮喘未发，精神振，纳佳，二便可。

6月8日报告，已妊娠。3周只觉身阵寒，夜少咳，腹胀。舌红质嫩，苔薄白，脉滑微数。背胛区、前胸区诸穴指按、搽油拔罐，每周1次。玉屏风加荆芥末冲服，每周两剂当茶饮。

患者定期到医院检查，胎儿发育正常，虽时有咳嗽，

黄鼎坚

31

但纳佳，精神尤佳，血压正常，为120/70mmHg，守上方坚持每周1次治疗。

2006年6月15日来电告知，于2006年2月13日顺利产下一男婴，母子平安。几个月来，仍咳，但喘平，希望还能再怀一胎。

按语：《黄帝内经》虽未有哮喘之名，但对其发病特征、病机已有认识。《素问·阴阳别论》曰："……起则熏肺，使人喘鸣。"《灵枢·本神》曰："肺藏气……实则喘喝，胸盈仰息。"黄鼎坚教授认为，诸气者皆属于肺，外感、内伤均可使痰邪内伏，肺气壅滞，失于宣肃，治疗上应区分发作期、缓解期，急则治标，发作期宜温肺化饮、清热宣肺、化痰平喘；缓解期宜缓则治本，肺为聚痰之器，脾为生痰之源，肾主纳气和水液代谢，肾阳虚可水泛成痰，肾阴虚可灼津为痰，故治本要调理肺、脾、肾三脏。本案患者因禀赋不足，脾胃气虚，痰湿内生，外感风寒引动伏痰而发病。病在肺，根在脾肾。背俞穴为脏腑之气输注于背部的穴位，取肺俞、膏肓、脾俞补益肺脾之气，以调五脏六腑的功能；佐前胸诸穴以调气宽胸、利气排痰；灸神阙、关元而理脾胃、补命门火，脾健则痰无生；循经取足三里、丰隆、风池佐之；更加肺经郄穴孔最通肺镇咳；经验穴定喘以平喘。背胛区、前胸区诸穴指按、搭油拔罐有很好的降气平喘之功。法以重灸振阳，阳振则阴寒自散，脾健痰无以生，气顺则无以逆，喘自平矣。中健气足阳振，提高了机体免疫力，冲任得固摄而能妊娠生子。

脾胃为后天之本，不只是一身之根蒂，亦为百病之枢纽；肾为先天之本，肾气不足，真元虚衰，固摄无力，久喘伤气，上下元气皆损则难养育。本案以振阳为主，重在先后天之本的调理，手段变，治则不变，最终取得满意效果。

针灸治疗本病预后良好，应嘱患者调饮食，少食荤腥油腻、生冷、煎炒之物，避风寒。哮喘好发于秋冬两季，过敏体质者易患，配合"三伏天""三九天"药物贴敷可防止发作，或减轻发作程度。

五官科疾病

口 臭

口臭又称"口气"，是指口内出气臭秽的一种病证，多表现为呼气时有明显臭味，刷牙、漱口难以消除，含口香糖、使用清洁剂均难以掩盖，是一股发自内部的臭气。西医学中的口腔、鼻咽、胃肠道疾病，以及糖尿病、尿毒症、失眠、月经病等引起的口臭与之类似。

1.病因病机　饮食厚味，胃肠蕴积湿热，心火亢盛；胃阴受损，津液不足，虚火上蒸；肺热伤津，痰浊上冲；肝火犯胃，火气上炎，郁热内结上蒸；脾虚食积气滞，寒热互结，升降失司而致浊气上逆。

2.辨证思路　黄鼎坚教授认为，本病以热邪为患，外感热邪，胃肠积热，肝火郁热，浊气上逆。治宜清热邪火，

黄鼎坚

降浊。取穴以胃肠经穴、五输穴为主。

3. 治验医案

何某，女，28岁，2004年3月4日初诊。

主诉：自觉口气大，反复发作多年。

初诊：患者述自觉口气大，牙龈常起泡出血，面长粉刺，烦躁，寐差，便结，月经乱期、多瘀块。舌边尖红，苔白，脉细数。

诊断：口臭（口腔异味）。

辨证分析：患者饮食不节，脾胃受损，水谷不运，蕴而生热所致。

治则：清肺胃之热。

治疗：肺俞（针用平补平泻＋拔罐，双），膈俞（针用平补平泻＋拔罐，双），曲池（针用泻法，双），合谷（针用泻法，双），商阳（三棱针点刺出血，双），内庭（针用平补平泻，双）。每日1次，3次为1个疗程。

治疗经过：3次后，自觉异味减少。上方去商阳、内庭，加丰隆（针用泻法，双），隔日1次，6次为1个疗程，巩固治疗两周。症无复发，临床治愈。

按语：《诸病源候论》曰："口臭，由五脏六腑不调，气上胸膈。"《仁斋直指方》曰："口臭一证，乃热气蕴积胸膈之间，挟热而冲发于口也。"《杂病源流犀烛》曰："虚火郁热，蕴于胸胃之间则口臭，宜加减甘露饮；或心劳味厚之人亦口臭，宜加减泻白散；或肺为火烁亦口臭，宜消风散、加减泻白散；或吐脓血如肺痈状而口臭，他方不应，宜升麻黄连丸。"黄鼎坚教授认为，口臭总责肺胃（脾）之火

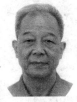

热，故治宜清热除湿、祛痰降火。本案患者饮食不节，导致运化功能失调，胃热内蕴，浊气上逆于口。商阳为大肠经井穴，内庭为胃经荥穴，清泻积热；曲池、合谷分别为大肠经合穴、原穴，通腑降气；肺俞、膈俞清肺热、凉血治痘。

口臭似乎对身体影响不大，主要影响交往，但口臭不是一种独立的疾病，往往是脏腑功能失调的早期表现，如口腔疾病、鼻咽部疾病及某些全身性疾病所具有的症状，多伴有失眠、便秘、嗳气、吞酸、月经不调等，故应尽早治疗，恢复脏腑功能之协调。年高体弱、过食厚味及服食补阳药等，亦可发生口臭；也可由于吸烟、饮酒、喝咖啡以及经常吃葱、蒜、韭菜等辛辣刺激食品，或嗜好臭豆腐、臭鸡蛋等具有臭味的食物，也易发生口臭，故应有所鉴别。

喉喑

喉喑是指喉部疾患引起的声音不扬或嘶哑失音。本病相当于西医学的急慢性扁桃体炎、急慢性咽炎、喉炎、声带麻痹、声带结节等引起的声音嘶哑或失音。

1. **病因病机** 风热邪毒或风寒外袭，脉络阻滞；或肺肾阴虚，失于濡养，虚火上炎，血瘀痰凝，声门开合不利。

2. **辨证思路** 黄鼎坚教授认为，本病临床上最为常见的是风热、风寒、阴虚三型，前两型以标实为主，阴虚型以肺肾阴虚为主。急则治标，可肺经、大肠经点刺出血；缓则治本，宜滋肾润喉。咽喉部通过口鼻与外界相通，上接自然界的清阳之气和水谷之精，易受外邪的影响而发病。有害气体、粉尘等刺激，过食辛辣、煎炸食物，嗜烟酒，熬夜，这些都是导致本病的重要诱因。

3. 治验医案

案1：唐某，女，22岁，学生，2004年5月13日初诊。

主诉：声音嘶哑3个月。

初诊：患者自述由于练习唱歌过度用嗓后出现声音嘶哑，经人介绍到针灸科就诊。现声嘶，自觉讲话久后疲劳，夜寐差，纳可，二便调。舌尖红，苔黄，脉滑。

诊断：喉喑（声带麻痹）。

辨证分析：患者由于歌唱过久而损伤喉部经脉，导致经气运行不畅，发音为之不利，故嘶哑。

治则：通利经脉，开咽利音。

治疗：天容（针用平补平泻，双），风池（针用平补平泻，双），合谷（针用平补平泻，双），鱼际（针用平补平泻，双），神门（针用平补平泻，双）。每日1次，5次为1个疗程。

次日二诊：诉睡眠好，神采奕奕，讲话疲劳感减，继续守上方治疗，嘱禁音。

连续治疗6次后，发音如常，临床告愈。

案2：黄某，女，28岁，2004年3月12日初诊。

主诉：声嘶1个月。

初诊：患者述外感后出现声嘶不爽、说话不利的症状，经他院按"声带麻痹"治疗未见改善。现说话声音不利，晨起后明显，觉喉间有异物，咽干、咽痒，少气，饮水易

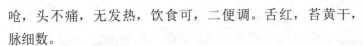

呛，头不痛，无发热，饮食可，二便调。舌红，苔黄干，脉细数。

查体：左完骨（+），C3、C4旁肌紧张，压痛（+），咽红。

诊断：喉痹（声带麻痹）。

辨证分析：患者由于调摄不慎，感受风热之邪，热为阳邪，上攻咽喉，闭阻经脉，导致咽痒、咽干，声音为之不利，发为嘶哑。

治则：清热解毒，凉咽利音。

治疗

（1）针灸：风池（针用平补平泻，双）/完骨（针用平补平泻，双），天牖（针用平补平泻，双）/天容（针用平补平泻，双），合谷（针用平补平泻，双）/鱼际（针用泻法，双），少商（三棱针点刺出血，双）。每日1次，3次为1个疗程。少商点刺出血，隔日1次，6次为1个疗程。

（2）中药：点称根20g，桔梗10g，甘草3g，牛蒡子12g，栀子10g。3剂，水煎服，日1剂，早晚分服。

治疗经过：治疗3次后，咽干、咽痒症状消失，声音基本恢复正常，上方更为隔日1次，巩固治疗1个月，临床告愈。

案3：农某，男，69岁，2006年11月4日初诊。

主诉：音哑不扬3个月。

初诊：患者不明原因出现音哑不扬3个月。曾到耳鼻喉科做喉镜检查，诊为左声带轻度麻痹，予肌注VB$_1$、VB$_{12}$，效果不佳。刻下：发音低沉嘶哑，近在咫尺，未能闻清，自觉"底气不足"，说话费力，头晕，耳鸣，膝软无力，纳寐欠安，平素无烟酒嗜好。舌质暗红，苔少、微干，脉弦细。

诊断：喉喑（肾阴不足）。

辨证分析：患者年近七旬，咽喉失于濡养，金破不鸣。

治则：益气滋阴，通利咽喉。

治疗：风府透哑门（双），天牖（针用平补平泻）/天容（针用平补平泻，双），天窗（针用平补平泻，双），扶突（针用平补平泻，双），太溪（针用补法，双），合谷（针用平补平泻，双），足三里（针用补法，双）。每日1次，6次为1个疗程。

治疗过程：治疗6次后，患者发音圆润，清晰有力，说话流畅如前，改为隔日1次，巩固治疗4周。两个月来复诊，症无反复，临床告愈。

按语：本病早在《素问·脉解》中就有记载，阳气不足、肾虚是发生喉喑的原因，书中曰："内夺而厥，则为喑俳，此肾虚也。"后《景岳全书》中强调喉喑应以虚实划分，其曰："喑哑之病，当知虚实。实者，其病在标，因窍闭而喑也；虚者，其病在本，因内夺而喑也。"除肺经、胃经循行经过肺系、咽喉外，阳经中还有手太阳经和足少阳、手阳明经别经过喉咙或夹咽，阴经中手足少阴经、足厥阴经、足太阴经都循喉咙或夹咽，手厥阴经别循喉咙。督脉与任脉同行至咽喉，冲脉循行于咽喉交贯阴跷脉。手足阳明经的"是主病"中都有喉痹病证，而手太阳经、手少阳经的"是动病"中都有嗌痛、嗌肿症状，说明手足阴阳

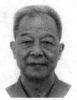

十二经都聚于头面五官，直接或间接与咽喉发生联系，它们的经气变动相互影响五官，可导致咽部阴阳经脉气血运行阻滞，从而发生咽部疾患。

治疗上，急则治标，外感引起则多近取阳经穴位，督脉为诸阳之纲，其脉在项后哑门、风府之处有分支入系舌本，管理声音之机关喉舌的机能，故案3中取风府透哑门。天容、天牖、天窗、扶突属于局部取穴，旨在疏导局部气机，行气祛瘀通络；还可对肺经、胃经、大肠经的井、荥、经穴进行点刺放血，如案2的少商点刺放血。案2为风热之证，配合中药点称根、牛蒡子清热利咽，收效甚速。肺主气道，肾主纳气，故声音出于肺系而根于肾，若肾精不足，金失所养，则金破不鸣，可选肾经的太溪等穴生津润喉，使金水相生。

风府透哑门和远取太溪是黄鼎坚教授治疗该病的特色。风府、哑门均属督脉，二穴除系舌根、祛风通络外，还与阳维脉相交通于诸阳经，有行气通阳（天阳）之功，开音利窍。操作时常规消毒皮肤，风府用1.5寸不锈钢毫针，缓慢进针，针尖朝下颌骨方向，缓慢提插捻转，务必使针感传至舌头。太溪补益肾精，为肾经原穴、输穴（属土），土能生金，滋润肺金。太溪穴的定位，黄鼎坚教授以胫后动脉搏动最强处为标志，穴于其后下方少许，入针时用爪切法进针，医者押手先在内踝关节周围触摸到胫后动脉搏动最强处，刺手沿着爪甲边缘进针约0.5～0.8寸，出现麻热针感或触电感放射至足心或大趾、次趾间。得气后留针30分钟，其间可行针2～3次。

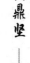

黄鼎坚

喉喑患者多素体阴虚阳亢、肺胃热盛，临床治愈后，要注意规律用嗓，避风邪，忌食辛辣、煎炸食物，忌烟酒，避免熬夜等。

耳　鸣

耳鸣是以自觉耳内鸣响为主症的一类听力异常的病证，多见于西医学中的器质性、血管性、神经性耳鸣。

1. 病因病机　房劳伤肾，肾精过度耗伤；脾胃虚弱，清阳不升；肝郁气滞，郁久化火，或肝胆之火热循经上炎，蒙蔽清窍；或饮食失常，素有湿热，蕴积成痰，郁久化火，痰火壅塞清窍而致耳中鸣响。

2. 辨证思路　黄鼎坚教授认为，本病应辨虚实，暴作多实，渐起多虚。老年人、体弱者，以虚证多见，主要因肾气不足、中气下陷。实证主要为外感风邪或湿热、痰火蒙蔽清窍。虚证补肾健脾，荣养清窍；实证清肝泻火，化痰开窍。

3. 治验医案

唐某，男，56 岁，2004 年 4 月 18 日初诊。

主诉：左耳鸣如蝉叫 4 个月。

初诊：患者今年 1 月始觉左耳不停鸣如蝉叫，睡不好，精神较紧张。曾到专科医院就诊，按神经性耳鸣进行针药治疗，效不佳。现眠可，但左耳鸣日夜不停，头痛，饮食可，二便调，神志清，精神差。舌边尖红，苔薄白，脉濡细。

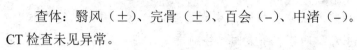

查体：翳风（±）、完骨（±）、百会（–）、中渚（–）。CT 检查未见异常。

诊断：耳鸣。

辨证分析：肾开窍于耳，患者肾气不足，精气不能上充耳窍，清窍失养，则发为耳鸣。本案为虚证，耳鸣时作时止，劳则加重。

治则：补益肾经，通利少阳。

治疗

（1）风池（针用平补平泻，双），听宫（针用平补平泻，双），四渎（针用平补平泻，双）/外关（针用平补平泻，双），太溪（针用平补平泻，双），关元（针用补法）。每次 30 分钟，每日 1 次，10 次为 1 个疗程。

（2）神阙施隔盐灸。

治疗经过：前 5 日每日 1 次，症状改善后更为隔日 1 次，加百会（艾条灸），以巩固治疗。治疗 15 次后，耳鸣消，睡安，头痛平。嘱患者劳逸结合，防复发。

按语：耳鸣在《黄帝内经》中就有记载，与液脱、髓少、中虚有关，如《灵枢·决气》曰："精脱者，耳聋……液脱者……耳数鸣。"《灵枢·海论》曰："髓海不足，则脑转耳鸣。"《灵枢·口问》曰："耳者，宗脉之所聚也，故胃中空则宗脉虚，虚则下溜，脉有所竭者，故耳鸣。"肾主生髓，开窍于耳，肾虚则耳窍失养；或中气虚，清阳不升，不能上济耳窍，故而发病。治疗时需调补先后天之本，以固本养窍。本案患者肾气亏虚，精气上充耳窍不足，清窍失养而发病。针太溪、关元以培养肾气，使清窍营养有源；

神阙乃生命之根蒂，施灸起温补后天、固护正气的作用；手足少阳经、手太阳经分别有支脉进入耳窍，风池是足少阳胆经穴，听宫是手太阳小肠经穴，可起到疏通少阳的作用，操作时尽量使气至病所；四渎、外关属手少阳三焦经穴，通利少阳气机。患者经1个月治疗，耳鸣完全消失，无复发，已痊愈。

耳鸣的原因很多，如药物中毒、噪声外伤或耳道感染炎症等，宜及早针灸介入，临床上要积极治疗原发病，如控制感染，避免应用对听神经有损害的药物。对于一些顽固性耳鸣来说，还要排除器质性病变，如听神经瘤等。耳鸣患者在治疗期间要合理休息，避免劳累及噪音刺激。

青　盲

青盲是指眼外观正常，视力缓慢下降，而至不能辨认，不分明暗的疾病。本病相当于西医学的原发性视神经萎缩、视神经乳头炎、视网膜动脉栓塞、视网膜色素变性、青光眼等眼底病所继发的视神经萎缩。本病无特定的患者群，青少年发病者多有家族遗传史，一年四季均可发病。

1. 病因病机　肝肾阴亏；或脾肾阳虚，精微不化；或心血亏损，均能造成目失濡养而发病。又或者情志抑郁，肝气郁闭；或外伤后气滞瘀血，脉络不通，瞳仁失养而发病。

2. 辨证思路　中医学认为，肝开窍于目，目受血而能视，双眼的视物功能靠脏腑精气的滋养和经脉贯通，青盲根本的原因是精血不足而致目窍失养，一种情况是脏腑精血本身不足，无以濡养目窍，另一种情况是由于经络不通导致精血入目窍的通道受阻，精血不能上达目窍。前者必有诸脏腑亏虚的表现，后者一般有外伤史。治宜疏通经络气血，濡养目系。

3. 治验医案

案1：龙某，男，32 岁，1997 年 12 月 9 日初诊。

主诉：双眼视物不清、重影两个月。

初诊：患者诉车祸后昏迷 1 个月，醒来发现双眼视物不清，视物重影，左上、左下肢乏力，活动不灵。现患者行走缓慢，目光呆滞，眼科查视力双眼 0.1，配镜视力 0.6，眼底视盘边界清楚，右较左苍白，中心凹，反光欠清。舌暗红，苔微黄腻，脉滑数。

中医诊断：青盲（气滞血瘀）。

西医诊断：外伤性视神经萎缩。

辨证分析：患者因头眼部外伤，气血瘀阻，经气不通，窍道闭塞，致使视物不明。

治则：疏经活络，调和气血。

治疗：风池、睛明、视区、太冲、合谷，各穴皆平补平泻，针双侧，留针 30 分钟，每日 1 次，10 次为 1 个疗程。

医嘱：患者每日做头面部按摩。

治疗经过：治疗 5 次后，眼科复查视力，配镜视力为 1.2，临床告愈。

案2：某男，80 岁，2010 年 3 月 1 日初诊。

主诉：反复视物不清 13 年，加重 3 个月。

初诊：患者述因糖尿病引起眼睛并发症，右眼视物错乱，出现幻象，平面凹凸不平，直线扭曲，不能分辨蓝色与白色，视野有散在杂乱黑影；左眼失明 5 年，只有轻微感光。纳眠可，二便调。舌暗红，苔白略厚，脉弦细。眼科检查：视力右眼 0.2，左眼 0，眼底见黄斑变性、视网膜动脉栓塞、视神经萎缩。

诊断：青盲（精血亏虚）。

辨证分析：患者年老体衰，肝肾亏虚，精血不足，不能濡养目窍，因而目不能视。

治则：补益肝肾，疏经活血。

治疗

（1）脾俞、肝俞、肾俞、膈俞、三焦俞，穴位注射当归注射液，每日 1 穴，每穴注射量为 1mL，连用 5 天。

（2）合谷、太冲、睛明、风池、光明，各穴皆平补平泻，针双侧，留针 60 分钟，每 10 分钟行针 1 次，以双眼出现热感、流泪为度。每日两次，7 日为 1 个疗程。

治疗经过：治疗 3 次后，右眼幻象消失，杂乱黑影基本消失，平面渐平，直线渐直，色分辨没有障碍，左眼无变化。治疗 7 次后，右眼视野清晰，物象不再扭曲，黑影完全消除，左眼感光增强，眼科查右眼视力 0.4，左眼视力 0。休息 3 日后，宗上方继续针刺，前后共治疗 12 次，右眼视野更加清晰，左眼已可视物，重见光明。后因患者出院未能继续治疗。

按语：青盲属于西医学的视神经萎缩，是一种严重影响视力甚则可导致失明的慢性眼科疾患，原因相当复杂。

目前，西医学普遍认为视神经萎缩是不可逆转的。视神经包括在经脉的目系里，如《灵枢·口问》曰："目者，宗脉之所聚也。"《灵枢·邪气脏腑病形》曰："十二经脉……其血气上于面而走空窍，其精阳之气上走于目而为睛。"而足厥阴、手少阴、足三阳经与目系相连，故视神经的功能与肝、心、胆、胃、膀胱等经脉关系密切。案1患者为外伤引起，经络气血阻滞，目系、瞳仁失养，治疗以疏经活络、调和气血为主，近取睛明、风池、视区，意在直接疏导目系经气，促进气血运行，睛明为足阳明、手足太阳、阴阳跷脉的交会穴，是治疗眼疾之要穴，针之调多气多血之经，疏导跷脉，濡养眼目。风池为手足少阳、阳维脉的交会穴，是治疗眼疾的常用穴，可疏风明目。视区是视觉中枢在头皮的投影，取之促进目系的气血运行。远取足厥阴肝经的原穴太冲和手阳明大肠经的原穴合谷，以活血行气，开窍明目。黄鼎坚教授针刺睛明时常在目内眦上0.1寸处，避开血管，先针左眼，后针右眼（左眼难针），用30号1.5寸毫针，缓慢进针法，捻进1.2寸，不提插，平补平泻，令患者有温热感或吹风感。同时嘱患者每日按摩头面部以促进局部血液循环。

案2患者一方面年老体衰，肝肾亏虚，精血不足；另一方面又因经脉阻塞，导致气血不通，不能濡养目窍，因而目不能视。治以补益肝肾、疏经活血为主。目受血而能视，故黄鼎坚教授认为，必须补益脏腑精气，如此才能养目受血而能视。取肝俞、肾俞以补益肝肾；脾俞、三焦俞促进水谷运化，以化生气血；膈俞为血会，可补血行血。

目乃宗筋之所聚，故取与目窍相连经络的穴位合谷、睛明、风池、太冲、光明，以疏通经络，使气血能够上达目窍。

针灸治疗该病有一定的效果，但对于遗传性视神经萎缩效果不佳，若有其他原发病如肿瘤、青光眼等，要首先治疗原发病。

眼外伤

眼外伤是指眼球及其附属器由于意外引起的损伤。

1. 病因病机　由于外力导致眼部经脉气血瘀滞不通，加之风热邪毒等侵袭，出现眼部刺痛、羞明流泪、视力模糊等症状。

2. 辨证思路　黄鼎坚教授认为，眼部组织需要十二经脉气血的濡养，如《灵枢·邪气脏腑病形》曰："十二经脉，三百六十五络，其血气皆上于面而走空窍。其精阳气上走于目而为睛。"眼外伤急性期以经络气血阻滞为主，宜活血化瘀；后期则是气血不能上达濡养眼目日久，宜补益肝肾。

3. 治验医案

某男，41岁，2009年10月6日初诊。

主诉：左眼肿痛、睁眼障碍12天。

初诊：患者述遭遇车祸导致脑震荡，左眼肿痛、不能睁眼，余无特殊。舌质暗红，苔白，脉弦。

诊断：眼外伤。

辨证分析：患者受外伤导致眼部气血瘀滞，运行受阻，则筋肉目窠肿痛。

治则：行气活血，消肿止痛。

治疗

（1）针灸：①阳白（雀啄灸），15分钟，每日1次。②四白、睛明、合谷、太冲、风池，各穴皆平补平泻，针双侧，留针30分钟，每日1次。

（2）中药：①生地黄20g，白芍20g，赤芍20g，茺蔚子12g，决明子9g，谷精草9g，当归6g。水煎服，每日1剂。②马齿苋鲜品捣碎外敷患处，每日两次，每次30分钟。

治疗经过：治疗5次后，肿痛大部分消除，针灸改为隔日1次，中药内服和外敷治疗仍每日1次。治疗10次后，眼睛逐渐张开，但眼蒙，视物易疲劳，眼睛酸痛，斜视。治疗20次后，瘀肿全消，眼开合灵活，视力正常，轻微斜视，偶见重影，视物无碍，恢复正常工作，临床告愈。

按语：眼外伤在西医学中归为急症，是一种可能严重影响视力甚至会导致失明的急性眼科疾病。眼睛位置比较暴露，很容易发生眼外伤，眼球组织结构复杂、娇嫩、精致，一旦遭受外伤，常引起眼球透明组织浑浊，影响视力，甚至会造成视力障碍、失明、眼球丧失。肝开窍于目，目受血而能视，双眼视物的功能靠脏腑精气的滋养和经脉贯通，如《灵枢·口问》曰："目者，宗筋之所聚也。"在中医学中，眼外伤一方面是眼球本身的损伤，另一方面是经络不通，"不通则痛"，"不通"则"不荣"。本案患者是典型的眼外伤，外伤导致经脉阻塞，气血不通，故而肿痛；气血瘀滞，不能濡养目窍，因而不能睁眼、视物。治以行气

47

活血、消肿止痛为主。近取睛明、风池、阳白，意在直接疏导目系经气，促进气血运行。睛明为足阳明、手足太阳、阴阳跷脉的交会穴，是治疗眼疾之要穴，针之可调多血多气之经，疏导跷脉，濡养眼目；风池为手足少阳、阳维脉的交会穴，是治疗眼疾的常用穴，可疏风明目；阳白为足少阳、阳维脉的交会穴，针之可疏通局部经络，促进眼睑上提功能的恢复；远取足厥阴肝经的原穴太冲和手阳明大肠经的原穴合谷，可活血行气、开窍明目。

针灸治疗该病疗效显著，但对眼睛实体损伤严重者效果不佳。

梅核气

梅核气是指以咽喉部有异物感，如梅核室碍咽喉为主要表现的一种病证。本病多发于女性，特别是更年期女性。本病可见于西医学的慢性咽喉炎、神经官能症等。

1. 病因病机　多为心神失养，肝胆气机升降失常，脾胃运化失职，导致气滞、痰凝、血瘀，或食积气滞，致咽中梗阻不利，每因情志不畅而发或加重。

2. 辨证思路　黄鼎坚教授认为，本病多与情志不畅有关，治疗时以调肝脏、肝经为主，疏肝可健脾消痰，调肝经可通利咽喉。如见于更年期女性，则要考虑肾水不足，滋水上济于心，降火消痰。

3. 治验医案

H 氏，女，65 岁，2005 年 5 月 3 日初诊。

主诉：焦虑不安，伴咽部异物感 20 余年。

初诊：患者述经常感到咽喉如有物堵塞，吞不下，咳不出，甚时伴焦虑不安，心慌，睡不好。绝经后症状更明显，面红，浑身不适，头痛，心烦，胸闷，饮食一般，大便秘结，小便正常。查血压 160/92mmHg，面红，唇舌干裂，舌尖边红，触痛，苔薄微黄，脉弦细数。

诊断：梅核气（心肾不交）。

辨证分析：绝经前，肝肾渐亏，肝血不足，肝阳偏亢，木炎火旺，上炎则水亏不济，灼津成痰，循经上阻。

治则：滋阴潜阳，顺气化痰。

治疗

（1）三阴交（针用平补平泻，双），合谷（针用平补平泻，双），太冲（针用平补平泻，双），内关（针用平补平泻，左），安眠（针用平补平泻，双），神门（针用平补平泻，左）。每周两次，每次 40 分钟。

（2）耳穴压豆：神门、交感、心、肝、内分泌、降压沟，左右交替，每周两次。

5 月 13 日二诊：上述症状稍减，血压 150/85mmHg，夜已能寐，头不痛，余症依然。改方：曲池透少海（针用平补平泻，双），照海（针用平补平泻，左），太溪（针用平补平泻，右），内关（针用平补平泻，左），风府透哑门（针用平补平泻），廉泉（针用平补平泻，左），天容（针用平补平泻，双）。每周两次，每次 30 分钟。

5 月 27 日三诊：上述症状明显改善，血压 130/80mmHg，继续巩固治疗 3 周。

6月28日四诊：患者诉感觉良好，睡安，无胸闷，咽喉异物感已除，血压140/88mmHg。前方巩固1周，每周1次。加服珍菊降压片，每次1片，每日两次。

10月10日五诊：3个月来症无反复，生活正常，临床告愈。

按语：梅核气之名首见于《医宗金鉴》，其曰："咽中有如痰窝，谓咽中有痰涎，如同炙肉，咯之不出、咽之不下者，即今之梅核病也。"黄鼎坚教授认为，梅核气或因肝气滞津成痰，或因心火灼津成痰，肝经循喉咙，心经上夹咽，痰液可循经上阻。治疗上应行气散瘀化痰，或滋阴降火化痰。本案患者年过七七，天癸竭，地道不通，肾水不足，不能上济于心，则心火独亢，心经上夹咽，故心火可上行咽部，灼津成痰。治以滋阴降火为主。初诊时患者心慌、心烦、面红、头痛、血压高，一派阳亢之象，治疗上宜滋阴潜阳。三阴交滋阴清热；合谷、太冲为四关穴，行气疏肝潜阳，平木以降火，木为火母，母亦令子虚；内关、安眠、神门养心安神，并配合耳穴调理。治疗4次后，寐可，头不痛，血压略有下降，此时治以滋阴为主。照海、太溪滋阴；曲池透少海降压；内关养心安神；天容、廉泉为局部取穴，旨在化解喉中瘀结之气；风府透哑门既可清利头目，针刺时针感传向咽喉部，又有顺气化痰之功。刺颈项诸穴，针感传向咽喉部，可以顺气化痰，调心滋肝肾，以益阴敛阳，上下结合、针药并举而取效。

针灸治疗预后良好，嘱其调畅情志，适当运动。

消化系统疾病

胃脘痛

胃脘痛是以上腹胃脘部近心窝处经常发生疼痛为主症的疾病。胃脘痛临床上常见，西医学上多见于急慢性胃炎，胃、十二指肠溃疡，胃神经官能症。

1. **病因病机**　胃脘痛有虚实之分，实证多因寒邪犯胃；或过食生冷；或肝气横逆犯胃；或饮食不节，湿热内生；或食滞不化，病邪阻滞，气机不利，气滞而作痛，气滞日久不愈，可致血脉凝涩，瘀血内结，则疼痛更为顽固难愈。虚证多因素体虚弱，劳倦过度，饥饱失常，脾胃阳虚，脉络失于温养；或胃阴不足，脉络失于濡润，致使脉络拘急而作痛。

2. **辨证思路**　胃脘痛，古称"胃脘当心痛""胃心痛""心痛"等，《黄帝内经》中治疗胃脘痛多选脾胃二经，如《灵枢·邪气脏腑病形》曰："胃病者，腹膜胀，胃脘当心而痛，上支两胁，膈咽不通，食饮不下，取之三里也。"《灵枢·厥病》曰："厥心痛，腹胀胸满，心尤痛甚，胃心痛也，取之大都、太白。"黄鼎坚教授认为，胃脘痛的病机分为虚实两端，实证为气机阻滞，不通则痛；虚证为胃腑失于温煦或濡养，失养则痛。治疗时主要从脾胃两经入手，但根据经脉循行主治所及也可局部近取募穴治疗，取任督二脉埋针止痛是黄鼎坚教授总结的经验。

51

3. 治验医案

B 氏，女，55 岁，2005 年 4 月 21 日初诊。

主诉：胃脘痛反复发作 6 年，续发 1 周。

初诊：患者述经常感到胃脘隐痛，腹胀，消化能力弱，嗳气，纳呆，有恶心现象，大便溏烂。有颈痛、腰痛史。

查：舌质红，苔微厚腻、色淡黄，脉滑，中脘（++）。

诊断：胃脘痛（脾虚痰阻）。

辨证分析：患者中土不足，运化无力，胃失濡养而疼痛。

治则：健脾理气止痛，调理肠胃。

治疗

（1）中脘（针用平补平泻），神阙（艾条灸），天枢（针用平补平泻，双），内关（针用平补平泻，左），公孙（针用平补平泻，右），三阴交（针用平补平泻 + 艾条灸，双）/ 足三里（针用平补平泻 + 艾条灸，双）。

（2）至阳、鸠尾皮内针埋针 3 天。

治疗经过：上方隔日 1 次，治疗两次诸症明显改善；再巩固治疗两周，每周两次，纳可，脘腹胀痛无反复，大便正常，日一解，临床告愈。

按语：本案患者中土不足，运化无力，故见胃痛、腹胀、纳呆、嗳气、恶心、便溏等症状。治法为理气止痛健脾，调理肠胃。至阳、鸠尾为督脉、任脉的穴位，至阳为阳中之阳，鸠尾为任脉络穴，至阳、鸠尾皮内针从阳引阴，通络止痛，埋针对缓解胃脘痛效果佳；中脘为胃募近治；内关、公孙为八脉交会穴，分别通阴维脉和冲脉，与胃联络，降逆理气常用；足三里（胃经合穴）、三阴交和天枢（大肠募穴）健脾补气，调理胃肠；神阙为生命之根，灸之生元阳、健脾气。

针灸治疗本病预后良好，应嘱患者禁酒忌辣，避寒凉，调畅情志。

胁　痛

胁痛是以胁肋部一侧或两侧疼痛为主要表现的病证。本病常见于西医学的急慢性肝炎、肝硬化、肝癌、急慢性胆囊炎、胆石症、肋间神经痛等。

1. 病因病机　胁痛发病主要因情志不遂、饮食不节、跌仆损伤、久病体虚致肝气郁结，肝失条达；瘀血停着，痹阻胁络；湿热蕴结，肝失疏泄；劳欲久病，肝阴不足，络脉失养等。

2. 辨证思路　黄鼎坚教授认为，本病有虚实之分，病理变化可归结为"不通则痛"与"不荣则痛"两类。治疗上以调理肝、胆、脾三脏为主，经络诊察注意寻找反应点，也就是施治穴位。

3. 治验医案

V 氏，女，40 岁，2005 年 8 月 22 日初诊。

主诉：右胁、脘腹不适半年。

初诊：患者述近半年来觉右胁痛、脘闷腹胀，晨起多感口黏腻不爽，时口苦又有甜怪味，欲呕，平时进油腻或鸡蛋时上症更明显，药物罔效。诊时伴头额重胀如裹，头

53

昏，纳呆，便溏、黄浊。查：唇、舌淡红，苔嫩黄、中厚，脉细而滑，口气重。右上腹、中脘（+），右肝俞、右胆俞、右脾俞（+）。

诊断：胁痛（肝胆湿热）。

辨证分析：饮食所伤，脾失健运，痰湿中阻，气郁化热，肝胆疏泄失常，不通则痛。

治则：清热化湿止痛，健脾和胃。

治疗

（1）针灸：第1组：胆俞（针用平补平泻＋拔罐，双）/肝俞（针用平补平泻＋拔罐，双），膈俞（针用平补平泻＋拔罐，双）/脾俞（针用平补平泻＋拔罐，双），日月（针用平补平泻）/期门（针用平补平泻），阳陵泉（针用平补平泻，双）/足三里（针用平补平泻，双）。第2组：中脘（针用平补平泻），内关（针用平补平泻，双），三阴交（针用平补平泻，双）。以上两组交替使用。

（2）耳穴：肝、胆、脾、三焦、内分泌，左右交替压豆。

每周治疗两次，每次30分钟。

治疗经过：经两周治疗，痛胀缓，纳食、精神好转，再配予金铃子散加山楂末冲服，每日1剂。1个月共治疗8次，症状明显改善，更为每周1次，巩固治疗3个月，症状无反复，临床告愈。

按语：肝居胁下，胆附于肝，此二经经脉循布于两胁，故胁痛多与肝胆疾病有关。《灵枢·五邪》曰："邪在肝，则两胁中痛，寒中，恶血在内，行善掣，节时肿。取之行间以引胁下，补三里以温胃中，取血脉以散恶血，取耳间青脉以去其掣。"《素问·脏气法时论》曰："肝病者，两胁下痛引少腹，令人善怒……取其经，厥阴与少阳。"凡情志抑郁，肝气郁结；或过食肥甘，嗜酒无度；或久病体虚，忧思劳倦；或跌仆外伤等，皆可导致胁痛，以内伤胁痛较常见。黄鼎坚教授认为，临床上胁痛虽以气滞、血瘀、湿热等实证多见，但也常虚实并见，实证可化热伤阴致阴虚，虚证也可兼有气滞，或肝实乘脾之脾虚。针灸治疗上以调理肝、胆、脾三脏为主，实证根据"不通则痛"可行气、化瘀、清热利湿，虚证可滋阴柔肝止痛，虚实皆兼则调理脾胃。本案患者为饮食所伤，脾失健运，痰湿中阻，气郁化热，肝胆疏泄失常，不通则痛。背俞穴是内脏疾病的病理反应点，具有很好的调治内脏的作用，为经络审察的重要穴位。患者在右肝俞、右胆俞、右脾俞均有压痛，治疗时取这几个背俞穴交替使用。日月／期门、阳陵泉疏肝泄胆，清热化湿；足三里健脾和胃化湿；中脘、内关和胃降逆；配合耳穴通利三焦，调理脏腑功能。金铃子散疏肝清热、理气止痛，山楂健脾理气。针药结合，对于时间限制不能经常针灸的患者来说，能促进疗效，利于康复。

针灸治疗本病预后良好，应嘱患者清淡饮食，忌油腻及辛辣之品。

泄　泻

泄泻亦称"腹泻"，主要表现为排便次数增多，粪便稀

55

薄，或泻出如水样。泄泻多见于西医学的急慢性肠炎、胃肠功能紊乱、过敏性肠炎、溃疡性结肠炎等。

1. 病因病机　感受外邪、饮食所伤、情志失调、脾胃虚弱、命门火衰等，导致脾失健运，脾虚湿盛，大小肠传导功能失常，升降失调，清浊不分，而成泄泻。

2. 辨证思路　黄鼎坚教授认为，慢性泄泻多因湿盛，肠道传导和分清别浊的功能失常所致。本病多从脾、胃、小肠论治。

3. 治验医案

D 氏，女，36 岁，2006 年 5 月 3 日初诊。

主诉：腹胀、泄泻反复发作半年，持续发作 1 周余。

初诊：患者述半年前急性腹泻后治疗不彻底，后胃肠不适或饮食不当时即腹胀、泄泻。曾服药，但效不佳。近 1 周来时发肠鸣、腹胀，脐周隐痛，大便烂、日行 3～5 次，解后痛缓，伴头重身困、乏力、腰胀。查：舌淡苔白，脉缓，腹软，天枢（++）。

诊断：泄泻（脾虚湿困）。

辨证分析：湿邪阻滞致使脾胃虚弱，脾的运化功能失职，小肠无以分清泌浊，发为慢性泄泻。

治则：健脾温中化气。

治疗：神阙（艾条灸），天枢（针用平补平泻，双），水分（针用平补平泻，双），关元（针用平补平泻），下巨虚（针用平补平泻，双），三阴交（针用平补平泻＋艾条灸，双）。

治疗经过：每周治疗两次，3次后腹胀痛大减，大便次数减少，质转成形。上方加丁香末敷脐（活络油调），巩固4次症平，感觉良好。后每周治疗1次，两个月症状无反复，临床告愈。

按语：《素问·阴阳应象大论》曰："清气在下，则生飧泻……湿盛则濡泻。"泄泻发生的关键在于脾虚湿盛，脾的运化、大肠的传导、小肠的分清泌浊功能失调。黄鼎坚教授认为，泄泻治疗上要急则治标，缓则治本。急性泄泻重在止泻祛邪，慢性泄泻关键在于健脾、疏肝、温肾止泻。本案患者因饮食不洁致急性泄泻，失治则肠胃受损，导致传导失职和清浊不分，每遇饮食不当而发，伴有脾虚湿困之症，如头重身困、乏力、腹胀。治宜健脾温中化气。重灸神阙，针关元，补火以暖土，温中阳以调补脾胃之气；天枢、水分、下巨虚、三阴交清利水湿，分清泌浊；温和灸三阴交加强健脾补气之功。取丁香末敷脐能化肠胃之浊气。神阙一穴，生理特殊，皮肉薄，为神经血管密布之处，又旁为肾、胃、脾经所过，下为小肠所围绕，小肠募穴关元又近在邻。究其功能可溯至母体时，胎儿全靠此管道运输营养，输送浊气废物而生长发育，可谓"生命之根蒂"，辨证用之，功效卓著。

针灸治疗本病预后良好，应嘱患者饮食清淡，食易消化之物，不宜吃甜、冷、肥腻的食物；加强锻炼，以增强体质，如体操、太极拳等。

黄鼎坚

噎膈

噎膈是指吞咽困难，饮食难下，或食入即吐的一类疾病。西医学的食道、贲门病变出现以上表现可参照本病治疗。

1. **病因病机** 七情内伤、饮食所伤使脾胃运化失常，胃失和降，气滞、痰凝、血瘀阻于食道；或年老肾虚，肾关不利，胃气上逆所致。

2. **辨证思路** 黄鼎坚教授认为，本病病位在食道，脾气散精、肝之疏泄、肾下输水液的功能失常，使胃失和降而发病。治以调降胃气为主。

3. **治验医案**

J氏，女，70岁，2005年12月9日初诊。

主诉：胸口发胀反复发作1年，加重1周。

初诊：患者述年前因不明诱因常于进食时感到胸口发胀，吞下不顺，经医院检查提示"食道痉挛"，给予药物治疗，但时缓时发。上周患者胸口发胀，突然昏了过去，送进医院抢救，缓解后出院。现仍觉胸口不适，每进食有"咽不下"之感，甚则发胀彻背，时伴呃逆，精神尚好，纳可，二便自调。既往有颈椎病病史。查：舌质红，苔淡白、中稍厚，脉缓有力。腹软，上脘（+）、巨阙（+）、至阳（++）、膈俞（+）、胃俞（+）、肩井（±）。

诊断：噎膈（痰气交阻，胃气失降）。

辨证分析：患者年高七旬，肝脾渐衰，气结痰阻于食道，则胃失和降，饮食不下。

治则：和胃降逆，理气化痰。

治疗

（1）针灸：至阳（皮内针），膈俞（针用平补平泻＋拔罐，双），天宗（针用平补平泻＋拔罐）/肩井（针用平补平泻＋拔罐，双），胃俞（针用平补平泻，双）/脾俞（针用平补平泻，双），膻中透鸠尾（皮内针），足三里（针用平补平泻，双）/丰隆（针用泻法，双），内关（针用平补平泻，左），留针半小时至1个小时。

（2）耳穴压豆：膈、食道、胃、三焦、神门、交感。

治疗经过：治疗两次后，胸口胀明显改善。每周两次，宗上方巩固治疗。

2006年1月11日上症复发，但胸胀阵发即过。治疗：上方加神阙（艾条灸），天枢（针用平补平泻，双），中脘（艾条灸）。治疗3次后，症平，无反复，感觉良好，舌红，苔薄黄，脉缓有力。上方去天宗/肩井，每周1次。3个月来，自感舒服，一切正常。

按语：本病多由忧思郁怒、酒食所伤而引起。其病位在食道，属胃气所主。气滞、痰凝、血瘀是本证的主要病机，属本虚标实之证。实者是指气、痰、血三者互结于食道，虚者为津血日渐枯槁。食道为胃之入口，饮入于胃，脾气散精，为胃行其津液；肝主疏泄，调畅气机运化；肾为胃之关，使水液下输。若三脏功能失常，则会如《素问·通评虚实论》中所云："隔塞闭绝，上下不通。"因此，治疗本病应以和降胃气为主。本案患者肝脾渐衰，气结痰阻于食道，则胃失和降，饮食不下。至阳、膻中透鸠尾皮

黄鼎坚

内针，前后对应，治胃病，降胃气；胃俞/脾俞、足三里/丰隆、内关配合调理脾胃，理气化痰，升降以顺，噎膈自平。天宗/肩井、耳穴交感善治胸部气机逆乱。

对于无器质性病变者来说，针灸治疗本病预后良好，应嘱其戒辛辣、调情志、适劳作。

神经系统疾病

头 痛

头痛是临床常见的一种自觉症状，可由多种疾病引起。凡外感六淫、内伤杂病引起的以头痛为主的病证，均可称为头痛。西医学中的周期性偏头痛、紧张性头痛、丛集性头痛及高血压、脑震荡后遗症所致的头痛均属此范畴。

1. 病因病机　风寒湿热等外邪上犯于头，清阳之气受阻；肝气郁结，肝失疏泄，肝阳失敛而上亢；脾不能运化转输水津，痰湿内生，以致清阳不升，清窍为痰湿所困；头部有外伤，瘀血阻络；脾胃虚弱，气血化生不足；肾虚精亏，髓海失养等，均可致头痛。

2. 辨证思路　头为精明之府，五脏之精血、六腑清阳之气皆能上注于头，即头与五脏六腑之阴精、阳气密切相关。本病病位虽在头，但与肝、脾、肾密切相关。头痛分为外感与内伤两类，风、火、痰、瘀、虚为致病之主要因素。邪阻脉络，清窍不通；或精血不足，髓海所养，为头

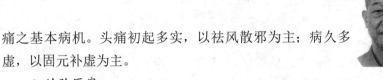

痛之基本病机。头痛初起多实，以祛风散邪为主；病久多虚，以固元补虚为主。

3. 治验医案

案1：曹某，女，24岁，2004年5月11日初诊。

主诉：头痛9年，复发1周。

初诊：患者述初起于学习紧张而不时头痛，前额明显，睡不好时加重，头胀，目涩，流泪，口腔常起溃疡，无恶心呕吐，经药物（止痛药名不详）治疗稍缓。近1周来反复，前额持续痛，睡不好，每夜睡两个小时即醒，胸闷，饮食一般，大便3～7天一行，小便可，月经多提前1～2天。查：舌红，苔黄微厚，脉弦滑。耳穴神门（++）、交感（++）、子宫（++）、肝（+），玉枕穴（+）。

诊断：头痛（血管紧张性头痛）。

辨证分析：缘由患者素体虚弱，并且学习紧张，劳心过度，气血暗耗，清阳之气不升，气血凝滞，脉络不通而致。

治则：升清，通络止痛。

治疗：百会（针用平补平泻）/印堂（针用平补平泻），风池（针用平补平泻）/玉枕（针用平补平泻，双），合谷（针用平补平泻，双）。每日1次，6次为1个疗程。

治疗经过：治后头痛大减，睡眠较前安稳，但大便秘结。舌尖红，苔薄黄，脉细。上方加足三里（针用平补平泻，双），头维（针用平补平泻，双），更为隔日1次，两周6次巩固治疗。

案2：黄某，女，39岁，2012年11月4日初诊。

主诉：反复颠顶头痛 16 年，再发 1 个月。

初诊：患者自诉 16 年前生产后，因感受风寒出现颠顶部疼痛，当时伴有头晕，恶寒，无发热。曾到南宁市第二人民医院就诊，服中药治疗未见好转，随后又在民间医生处行针刺，头痛有所好转，但每遇风雨常反复，感冒时尤甚。刻诊：颠顶疼痛，恶风畏寒，伴周身肢节不适，寐可，纳一般，口苦，大便干、4～5 日一行，小便调。舌暗红，苔黄、黏，脉弦细数。既往有甲状腺瘤手术史（1997 年）。查：后颈肌紧张，百会（＋＋）、风池穴（＋）。

诊断：头痛（风寒型）。

辨证分析：患者因 16 年前生产后内伤气血，气血不足，则卫阳之力不足，体虚易感，致寒邪上犯头部颠顶，颠顶百会穴为六阳经、足厥阴经、督脉所汇之处，肝血不足则头部经脉不得濡养，不濡则痛；同时气虚卫阳不足，寒邪乘虚而入致头部经络阻滞不通，不通则痛，故遇冷反复发作。

治则：温阳散寒，通络止痛。

治疗

（1）针灸：百会（艾炷灸三壮），风池（针用平补平泻，双），神阙（神灯），足三里（针用平补平泻，双）。每日 1 次，3 次为 1 个疗程。

（2）中成药：天舒胶囊，口服，1 次 4 粒，每日两次。

3 日后二诊：诉疼痛大减，但四肢关节仍有酸痛不适感。舌质暗红，苔微黄，脉弦细微数。上方加阳池（艾条灸，双），以温利关节。

三诊：痛平，但觉肢节仍有不利感，守上方，百会易温和灸，继续 3 次，天舒胶囊两盒巩固治疗。

后复诊诸症皆平，两周内共治疗 9 次而愈。

按语：头痛是一种自觉症状，病因不外乎外感、内伤。外感多因于风，头为诸阳之会，"伤于风者，上先受之"，因六阳经、足厥阴经、督脉都行经头面，所以外感头痛首先根据疼痛部位辨其归经，再据归经选穴论治，头为髓海所居，与肾功能关系密切，五脏精华之血、六腑清阳之气皆上注于头，内伤头痛多由肾精不足、肝肾阴虚、肝阳偏亢或脾胃气血不足失于荣养而发病。治疗内伤头痛重在脏腑功能的调养。案 1 患者为内伤头痛，缘于思虑伤脾，致清阳不升，脑髓失于荣养，取风池、玉枕安神定志、健脑，此 2 穴是黄鼎坚教授治疗头面五官疾病常用的穴位，玉枕在改善睡眠方面有奇效。百会通头部气街可养髓；合谷为手阳明经原穴，可补益元气、通络止痛。诸穴合用，能改善睡眠，调节卫气运行，益气生血养髓，通络止痛。案 2 头痛系内伤致体虚的基础上，又外感六淫之邪而发。在调养脏腑功能的同时也要兼顾表证的处理。患者头痛日久，症多反复，遇冷发作，因颠顶部经脉空虚，清阳不升，寒邪留恋，则疼痛缠绵；气虚血瘀，则痛有定处。黄鼎坚教授首选百会穴，艾炷灸三壮，有通络、温经散寒、止痛之意。治疗时，百会穴刚灸完一壮，患者即刻有"打开天窗，豁然开朗"的感觉，10 余年头痛立缓。风池是足少阳胆经穴，为手足少阳、阳维脉之会，有疏风散寒通络、解表之功，是主治头痛的要穴；取足三里、神阙，整体调理，加

黄鼎坚

强气血生化之源，以补益气血、扶正祛邪。二诊随症加用三焦经之原穴阳池以加强气化，意在温阳通利关节；同时予天舒胶囊，天舒胶囊内含川芎、天麻，能起活血祛风、化瘀通络止痛的作用。针药并施，阴寒散，气血荣，则诸症皆平。

本病除积极治疗外，平时要注意饮食起居，劳逸结合，调畅情志，慎风邪，方可防止复发。

不　寐

不寐是指以经常不能获得正常的睡眠，或不易入睡，或睡眠质量不佳为特征的一类病证。西医学称"神经衰弱"，可见于更年期综合征、抑郁症、脑动脉硬化症等。

1. 病因病机　情志不遂、肝火扰动；暴饮暴食，脾胃受伤；宿食停滞，酿成热痰，痰热上扰，胃气不和；思虑劳倦太过，伤及心脾；素体肾亏或久病肾虚，肾水不足，不能上济于心，水不济火，心肾不交，扰动神明；心胆气虚，惊恐伤神，导致阳不交阴，而发生不寐。

2. 辨证思路　黄鼎坚教授认为，不寐首当洞悉病因病机，当以虚实划分，虚证多以心气虚、脾气虚、肾阴虚为主，实证以肝火、痰热为主。本病属阳盛阴衰，营卫运行失调之证。治宜调和营卫，引阳入阴。老年人失眠除此之外又有其独特的特点，抓住主要病机就能明晰其治疗要点。

《素问·上古天真论》曰："女子……七七，任脉虚，太冲脉衰少，天癸竭，地道不通，故形坏而无子也。丈

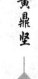

夫……七八，肝气衰，筋不能动；八八，天癸竭，精少，肾脏衰，形体皆极，则齿发去。"这说明老年人肾气已衰，肾不足则不能充养脑髓。"脑为元神之府"，脑不足则神不安。中医藏象学说将脑的生理和病理统归于心而分属于五脏。脑与心、肝、肾的关系更为密切，故老年人失眠多因心、肝、肾。此外，老年人亦要重视调理脾胃。一则"胃不和则卧不安"；二则先后天相互依存，相互为用，先天之精有赖于后天之精的不断培育和充养，才能充分发挥其生理效应；三则脾胃为生痰之源，痰浊可上扰清窍而致失眠。针灸选穴重在督（督脉上贯心、入络脑）、心、肾、脾胃。选督脉以振奋阳气，醒脑宁心，安神定志；与调心、肾、脾胃相伍，可交通阴阳，阴阳调和则自能寐。调督常用风府透哑门（从风府入络脑）、百会（从颠顶入络脑）、印堂，调心常用内关、神门、通里、大陵等，补肾用太溪，调理脾胃可选足三里、丰隆，肝火旺可泻行间。临证可随症搭配使用。

另外，黄鼎坚教授还重视穴位诊断，他在长期的临床实践中发现，老年失眠患者在玉枕、百会穴处触摸时常有柔软如棉花感，针刺玉枕、百会可以增强疗效。这也间接说明了本病的病位在脑。

3. 治验医案

案1：叶某，男，40岁。

主诉：彻夜不眠1年。

初诊：彻夜不眠，易怒，难入睡，易醒，心烦焦虑，纳欠香，大小便正常，神志清，精神差。舌尖边红，苔白微厚，脉弦细数。查：风池前下方（+）、太阳（+）、玉枕（+）。

诊断：不寐（肝郁化火）。

辨证分析：患者工作紧张，情志不畅，致使肝郁化火，上扰心神。

治则：平肝降火，宁心安神。

治疗

（1）针灸：风池（针用平补平泻，双），太阳（针用平补平泻，双），太冲（针用平补平泻，双），合谷（针用平补平泻，双）。每日1次，每次30分钟。

（2）耳穴压豆：交感、心、神门、肝、枕，留3天。

治疗经过：治疗3次后，能睡5个小时。巩固治疗，隔日1次，6次为1个疗程。两个疗程后，每晚能睡6～7小时。随访1年，无复发。

案2：H氏，女，57岁，2005年11月6日初诊。

主诉：睡眠质量差3年。

初诊：患者述长期睡不好，易醒、多梦，伴胃不安，脘腹胀，反酸，胸闷，心悸。面淡黄，舌淡红，苔白，脉缓细。

辨证分析：患者为外国人，平日多食生冷、甜腻之品，导致脾胃运化失职，痰湿内生，胃失和降，上逆则扰乱心神。

诊断：不寐（胃气不和）。

治疗：膻中透鸠尾（针用平补平泻，双），曲池透少海（针用平补平泻，双），中脘（针用平补平泻），内关（针用

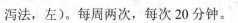

泻法，左）。每周两次，每次 20 分钟。

治疗经过：治疗两次后，自觉脘胀减，但寐仍差。上方加安眠（针用平补平泻，双），三阴交（针用平补平泻＋艾条灸，双），玉枕安全留针；加耳穴：神门、交感、心、肝、脾、肾、内分泌压豆。治疗 4 次后，睡眠改善，每晚一觉能睡 5～6 小时，但醒后不能再睡，精神尚可。嘱患者生活规律，临睡前温水泡脚 30 分钟。追访 1 个月，症无反复。

按语：黄鼎坚教授认为，不寐可归结为两个字——火和虚。火多为肝火、虚火、痰火，虚多为脾虚、心气虚、肾虚，总属阳盛阴衰。《灵枢·寒热病》曰："阳气盛则瞋目。"《灵枢·营卫生会》曰："壮者之气血盛……荣卫之行不失其常，故昼精而夜瞑。老者之气血衰……其营气衰少而卫气内伐，故昼不精，夜不瞑。"

案 1 患者缘由工作压力大，情志不畅，肝郁而化火上扰心神。取合谷、太冲四关穴疏肝解郁；风池、太阳平肝泻火，清利头目，而风池又可调卫气。

案 2 患者由于饮食失节，运化失职，胃失和降，胃不和则卧不安。因胃经之别络上通于心，故重在调和胃气，胃气和则心神宁。膻中透鸠尾，局部取穴，理气和胃；曲池透少海、中脘、三阴交、内关能健脾和胃安神；安眠、玉枕通项入脑安神；耳穴、温水泡脚根据全息疗法调节内脏功能，能起到镇静的作用。

对不寐的治疗，还经常要巧刺风府、太溪穴。风府穴刺法：风府为督脉、膀胱入脑的重要穴位，为治失眠之要

67

穴。但针刺此穴因有一定的风险性，故今人少用。黄鼎坚教授针刺风府穴时用慢速捻转法，取合理的角度刺入，故并无此虞。患者取坐位，用1.5～2寸针，严格消毒后，医者先将针慢捻入皮下，再针尖朝下正对下颌，慢捻分层刺入1.2～1.5寸。以左手将针柄平压在脑后，扶持患者慢慢躺下，使其头部正压针柄于枕上。太溪穴刺法：太溪为肾经之原穴。黄鼎坚教授取此穴与教材取穴不一致，常依太溪脉取穴。取1寸针，医者先用左手触摸并压住太溪脉，右手持针从太溪脉后下方针入，进入皮下后，针尖朝向涌泉穴。患者常有一股麻热针感走向涌泉和太冲。

黄鼎坚教授提倡对不寐患者用慢柔手法，他认为，本病的治疗应以安神、调神为主，故其手法应慢柔、轻巧。黄鼎坚教授常用慢速捻转进针法，分层进针，得气绵长而非爆发，所取得的针感满意且易使患者接受。此外，慢针法使患者和医者都处于调神状态，有利于治疗。

造成不寐的原因常有环境因素、心理因素、躯体因素等。因此，治疗不寐还需要针对病因治疗，嘱患者生活作息要规律，睡前勿喝酒、喝咖啡、喝茶、吃大餐等，睡前避免观看紧张刺激的电视、电影、报纸、小说等，每天有规律地进行运动，适寒温。

春困综合征

春困是人体生理机能随自然季节变化和气温高低的转换而发生相应调节的一种短暂生理嗜睡现象。春天，气温适中，皮肤和肌肉微细血管处于弛缓舒张的状态，血流缓慢，体表血液供应量增加，流入大脑的血液就相应减少，中枢神经系统的兴奋性刺激信息减弱，出现抑制的状况，于是出现昏沉欲睡的"春困"现象。"春困"其实是脑缺氧的表现，这跟自主神经没有完全适应气候的变化、血管舒缩功能不灵敏有关。

1. 病因病机　中医学认为，肝气应五行之"木"旺于阳春，精力充盛，与此同时脾应五行之"土"倍受木制，因而导致脾气怯弱，升清失常，则见困倦乏力，嗜睡。

2. 辨证思路　黄鼎坚教授认为，本病的发生虽与季节有关，但总因内外湿困，脾的升清功能受阻。治宜健脾升清，温肾鼓舞脾阳以化湿邪。

3. 治验医案

H氏，女，66岁，2005年4月13日初诊。

主诉：周身疲乏反复多年。

初诊：患者述近几年来每逢春夏就觉一身困倦，嗜睡，头重，困得不愿睁开眼，饮食一般，易反酸，尿多，怕冷。查：舌体胖嫩，色淡红，边有齿印，苔嫩黄，中根而厚，脉缓。

诊断：春困综合征（脾虚湿困）。

辨证分析：木气太过，克制脾土之气，则见倦怠乏力，思睡少食。

治则：健脾温肾祛湿。

治疗：三阴交（针用平补平泻＋艾条灸，双），中脘（针用平补平泻＋神灯），关元（神灯），神阙（神灯），脾俞（针用平补平泻＋艾条灸，双），肾俞（针用平补平泻＋艾条灸，双），足三里（针用平补平泻，双）。每周两次，每次 30 分钟。

治疗经过：治疗 3 次后，自觉疲倦感改善；继续观察治疗 7 次，头身困重明显改善，自感精神爽，饮食正常，但肢末仍有冷感；连续治疗两个月，每周 1 次，以善其后。

按语：黄鼎坚教授认为，本病的发生虽在春季，但总因阳虚阴盛，《灵枢·大惑论》云："阴气盛则阴跷满，不得入于阳则阳气虚，故目闭也。"因此，治疗除制约肝木外，宜补益阳气、升清。本案患者因春季木旺，木乘脾土，脾不升清，无力运化水湿，则困倦；年老肾阳不足，则见尿多，怕冷。神阙、关元、肾俞为调补先后天之气的重要穴位，中脘壮中焦之气，脾俞、足三里健脾化湿，三阴交健脾养血柔肝制木气。诸穴针灸并用，加强温补阳气的作用。脾肾阳气足，诸湿之证除，土运强则木不乘土，亦可生金制木。本证预后良好。嘱其注意起居饮食，多到户外锻炼。

下肢不宁综合征

下肢不宁综合征（RLS），又称为 Ekbom 综合征。中医学认为，本病是由于正气不足，风寒湿邪侵袭，阻滞下肢经脉气血，筋骨、肌肉失养所致，主要表现为夜间小腿酸楚不适，来回移动，甚则抽搐，属于中医学"痹病"的范畴。本病虽然对生命没有危害，但却严重影响患者的生活质量。本病有原发性和继发性，前一种原因不明，与遗传有关；后一种多是由于尿毒症、缺铁性贫血、叶酸缺乏、妊娠、风湿性关节炎、帕金森病、多灶性运动神经病、代谢疾病和药物所导致的。

1. 病因病机　正气不足，腠理不密，湿邪黏聚不化；或年老体弱，久病不愈，耗伤气血；或房劳过度，肝肾亏虚；或情志不遂；或跌打外伤，致气血两虚，不能温煦四末，筋脉、肌肉失养，血运不畅，阻滞脉络，而产生肢体深部的不适感觉。

2. 辨证思路　卫气行于四末、分肉、皮肤之间，人的睡眠与觉醒是由卫气运行决定的。入夜，卫气行于阴，则人可安卧。今邪客，卫气不能入阴，留于四末，阳郁而阴血不荣，则腿动不安，阴虚则夜不能寐。治宜调和营卫之运行。

3. 治验医案

覃某，女，71岁，2004年4月23日初诊。

主诉：双腿麻冷胀3个月。

初诊：患者自觉双腿自跗至膝麻冷，得热舒，曾做过按摩治疗，无明显效果。现夜晚睡前难受，影响睡眠，有过足底发热史。舌质淡红，边尖红，苔白，脉结代。

查体：趾跗感觉存在，肤色淡红，温存。无静脉曲张征；足三里按压痛（+）。

诊断：痹病（着痹）。

辨证分析：患者调摄不慎，感受风寒湿之气，加之年事已高，正气亏虚，湿邪痹阻，筋脉失养，入夜阳气入阴，阴湿之邪稽留四末，扰乱肢体气血运行，故双腿不适，不

71

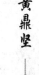

能安卧。

治则：温经祛湿通络。

治疗：足三里（针用平补平泻＋艾条灸，双）/阳陵泉（针用平补平泻＋艾条灸，双），大陵（针用平补平泻，双），承山（针用平补平泻，双）。每日1次，6次为1个疗程。

治疗经过：治疗1次后，患者双腿麻冷胀感大为缓解，舌质淡红，苔薄白，脉结代。上方更为隔日1次，巩固治疗7次。配合睡前温水泡脚，自行按摩足部。无复发。

按语：本病是发生于下肢的一种自发的、难以忍受的异常感觉，以腓肠肌最常见，大腿或上肢偶尔也可以出现，通常为对称性。患者常诉在下肢深部有撕裂感、蠕动感、刺痛、烧灼感或者瘙痒感。患者有一种急迫的强烈想要运动的感觉，并导致过度活动。休息时出现症状，活动可以部分或者完全缓解症状。正常情况下，夜间卧床时症状变得强烈并且在后半夜达到高峰，患者被迫踢腿、活动关节或者按摩腿部，患者往往形容"没有一个舒适的地方可以放好双腿"。严重者要起床不停地走路，方可得到缓解。大多数患者伴发有睡眠周期性肢体运动（PLMS）。PLMS是发生在快速动眼相睡眠期的腿部刻板的、重复屈曲的动作，可将患者惊醒。黄鼎坚教授认为，根据本病的症状、体征，可将其归属中医学"痹病"的范畴。正虚为本，风寒湿邪凝滞于经脉，闭阻气血运行，郁于四末。《素问·五脏生成》对该病的发病机理已有认识，其曰："诸血者皆属于心……故人卧血归于肝……足受血而能步……卧出而风吹之……凝于足者为厥……血行而不得反其空，故为痹厥也。"另外，本病与邪气客于卫气留止的腧穴有关，治疗方法是"针石缘而去之"。《灵枢·卫气》言："气在胫者，止之于气街与承山、踝上以下。"因此，治疗上取胫之气街足三里、承山行气通阳；可加用灸法加强通阳之效，并能祛湿；取筋会阳陵泉舒筋止痉；取心包经原穴大陵，因其与阴维脉有联系，能调节阴血，从而达安神、通脉之目的。

本病以正虚邪客为主，治标之外还应治本，如遇老年患者或久病不愈者，应加补肾健脾、养血柔肝之品，如牛膝、鸡血藤、白芍、当归、熟地黄、白术等，以调理脏腑，补益正气。

本病是中老年常见病，冬季、雨季多见。患者平素应注意保暖，避风寒湿邪，睡前可按摩局部或中药足浴，对改善睡眠、缓解发作有一定的帮助。

戒断综合征

长期大量饮酒，中断饮酒后会出现震颤、幻觉、意识障碍、肌肉抽搐、自主神经功能紊乱等表现，被称为戒断综合征或酒精依赖综合征。

1. 病因病机　饮酒不节，脾失健运，痰热内生，郁而化火，上扰神明，蒙蔽清窍。

2. 辨证思路　中医学认为，嗜酒之人多有湿热内蕴，气滞、痰阻于肝胆脾胃，神志不宁，从而发病。治疗重在健脾、化痰浊。

黄鼎坚

73

3.治验医案

H氏，男，59岁，2005年1月18日初诊。

主诉：酒瘾10余年。

初诊：患者述自幼爱喝酒，尤其近10多年来，每天要喝两瓶葡萄酒，少喝就全身紧张，流涎，睡不好，白天无精打采，做事也提不起精神来。现一家老小都劝其戒断，此次是83岁高龄老母亲亲自送其来诊。诊见：患者一身酒气，面色暗红，唇舌紫红，苔黄而浊，中部厚腻，脉弦滑数。

诊断：戒酒综合征（痰浊中阻）。

辨证分析：患者长期饮酒，湿热内蕴，聚湿生痰，痰浊内扰心神。

治则：健脾胃，清痰浊，安心神。

治疗

（1）针灸：丰隆（针用平补平泻，双），筑宾（针用平补平泻，双），合谷（针用平补平泻，双）。

（2）耳穴压豆：神门、交感、三焦、口、胃、脾，左右交替，每日自按5～6次，每欲饮酒时，则加强揉按至耳朵发红为止。

特殊医嘱：每日饮水充足。

治疗经过：1月20日复诊，患者诉两天来未喝酒，感觉尚正常，安静，睡安，流涎少许，后头有些发紧。上方加风池（针用平补平泻，双），捏拿新设、肩中穴，3日1次，连续3周。治疗后，身体不适消失，无饮酒欲望，再巩固治疗半个月，症无反复，告成功。6月30日电话告知，一切正常。

按语：中医学虽无"戒酒综合征"之名，但根据其症状可归属于"失眠""郁病"等范畴。黄鼎坚教授认为，因中医是以辨证论治为主，有时也可以辨证不辨病，根据症状施治。患者长期饮酒，湿热内蕴，聚湿生痰，痰浊内生，扰乱心神，治疗上以清脾胃之湿热为主。丰隆为化痰湿要穴；筑宾为阴维脉之郄穴，与诸阴经相通，主治心痛、吐痢、忧郁等；合谷健脾胃，清湿热。取耳穴神门、交感、三焦、口、胃、脾，调节脏腑机能。后方加风池针灸，并捏拿新设、肩中，旨在清利头目。

针灸治疗本病预后良好，无不良反应，不会造成新的依赖，应嘱患者调畅情志，多进行户外活动，分散注意力，注意起居饮食，不适随诊。

面　瘫

面瘫是指一侧面颊突发筋肉纵缓不收、麻木，临床表现以向对侧㖞斜为主的一种病证。西医学称为特发性面神经麻痹。

1. 病因病机　风寒、风热侵袭，阻滞面部气血运行；或气血亏虚，面部失于濡养，筋肉纵缓不收。

2. 辨证思路　黄鼎坚教授认为，面瘫缘由正虚，加之起居不慎，风邪循太阳、少阳、阳明而入，导致经脉气血运行不畅，肌肉纵缓不收，从而发病。早期祛风为先，艾条灸温阳、散邪、通络、扶正，各型面瘫都可选用。

75

3. 治验医案

伍某，男，68 岁，干部。

主诉：口角向右㖞斜近 1 年。

初诊：患者述 2001 年 10 月突感舌根发麻，4 天后见左耳小疱疹，麻辣疼痛，伴头晕，左耳听力下降。住院系统治疗，针药并用近 6 个月，疹消痛平，面瘫未见好转，改门诊专行针灸治疗。刻见：口角向右侧㖞斜，表情呆滞，左目闭合不能，下睑外翻下垂。目赤流泪，进食不便，食物残存齿颊间，漱口左嘴角漏水，伴头晕，耳聋，咳嗽多痰，二便调。平素有吸烟嗜好。既往有肠溃疡病史。舌质淡，苔白，脉细。

诊断：面瘫（气血亏虚）。

辨证分析：患者年逾八八，气血渐衰，加之久病气血亏虚，筋肉失养，致纵缓不收。

治则：温经通络，益气和血。

治疗：睛明（针用平补平泻），攒竹透鱼腰（针用平补平泻），阳白透鱼腰（针用平补平泻＋艾条灸），四白（针用平补平泻），地仓透颊车（针用平补平泻），颊车/牵正（针用平补平泻＋艾条灸），合谷（针用平补平泻，双），丰隆（针用平补平泻，双），足三里（艾条灸，双），神阙（艾条灸）。每日 1 次，10 次为 1 个疗程，连续两周，之后更为隔日 1 次。

医嘱：慎起居，避风寒，调情志，护眼，戒烟酒。

治疗经过：治疗两个疗程后，额纹存在，鼻唇沟显现、左右对称，左目闭合正常，无下垂外翻，目赤消退，无流泪，进食时舌头能自行搅动，临床告愈。

半年后追访无复发，并告知去香港观看演出。

按语：面瘫早期一般为发病之后的 1～7 天，多因风邪侵袭，急则治标，以祛风通络为主，加用艾灸散邪。风寒、风热二证，黄鼎坚教授均加用艾灸，艾灸既可温经散寒，又可疏风泄热。恢复期为发病之后的 7～30 天，邪气入络，治疗以活血通络为主。灸治不愈的 3 个月以上的面瘫属于晚期，也称顽固性面瘫，多数患者年事已高，气血不足，宜养血通络，除局部温通经络外，还需要从本着手，先后天双补，益气生血。本案抓住本虚，选足三里和神阙，用艾条施温和灸，上下配合，调理全身，养气血，振阳气，固本扶正。患者眼睑外翻下垂，故以睛明、四白、合谷等疏通太阳、阳明经气，其中睛明缓慢深刺，方能达到立竿见影之效。

除了去医院进行针灸治疗外，面瘫患者也应注意自我调护。注意保暖，患侧面部用湿热毛巾外敷，每日 3～4 次，每次 15～20 分钟。外出时可戴口罩，以免再受风寒。有咽部感染时，应同时口服抗生素或清热解毒的中成药进行治疗。尽量少看电视、电脑，否则不利于神经的恢复。由于面瘫患者患侧眼睛不能闭合，所以在睡眠和外出时应戴眼罩，并用抗生素眼膏涂眼，以保护角膜，预防结膜炎。进食后要及时漱口，清除患侧颊齿间的食物残渣，保持口腔清洁。进食营养丰富、易消化的软食，禁烟酒，忌食刺激性食物，不能食用寒性食物，尤其不能吃冷饮。患者应经常对镜按摩瘫痪的面肌，进行必要的表情肌训练，每日

黄鼎坚

3～4次，每次3～10分钟。

总之，面瘫是针灸治疗的最常见的病种之一，亦是极好的适应病证。针对面瘫的防治进行全面而完善的深入研究，制定更好方案，也将是针灸工作者的一个任务。

面 痛

面痛是指发作时面部之鼻颊、口唇、颊车、发际等处痛不可触，甚至妨碍言语、饮食的一种病证。西医学称为三叉神经痛，是一种在面部三叉神经分布区内反复发作的阵发性剧烈神经痛，可分为原发性和继发性两大类，其中原发性三叉神经痛较常见。

1. 病因病机　面痛有外感、内伤之分。头为诸阳之会，外感多因风寒、风热之邪侵袭。内伤因肝郁化火或肝肾阴虚，内风上扰；或阳明热盛上攻，清窍被扰；或瘀血阻络，气血阻滞；或气血不足，致气血不荣于头面。

2. 辨证思路　黄鼎坚教授认为，此类外经病证主要按发作的部位、经络进行诊察，包括第二掌骨侧全息诊法，并结合舌脉、体质，判断脏腑的虚实。头为诸阳之会，手足三阳经循行于头部，前面为阳明经，侧面为少阳经，眼睛与颧部与太阳经有关，因发作的部位为面部，故多考虑手足阳明经。面痛多为标实，故宜急则治标。老年发病者常见虚实夹杂，多为肾虚，可选肾经原穴，补益肾气。

3. 治验医案

黄某，女，70岁，2006年8月21日初诊。

主诉：左侧面痛10余年。

初诊：患者面痛持续发作，日轻夜重，一直服用卡马西平，时或缓解，但反反复复"不断根"。既往有牙痛病史多年。患者痛苦面容，消瘦，舌质暗红，苔少、白，脉沉数、结代。

诊断：面痛（虚证）。

辨证分析：患者年老久病，气血亏虚，面部筋脉失去濡养，不荣则痛。

治则：温经补虚，通络止痛。

治疗

（1）针灸：三间（针用平补平泻，右），内庭（针用平补平泻，左），太溪（针用平补平泻，双），下关（针用平补平泻＋艾条灸，左），风池（针用平补平泻，左）。隔日1次，10次为1个疗程。

（2）中药：僵蚕9g，白芍20g，刺蒺藜15g，川芎10g，钩藤15g，甘草9g。3剂，水煎服。

8月25日二诊：患者张口说话即诱发疼痛大作，痛苦难忍，立即重揾左大杼、右三间约10分钟，疼痛渐消。针灸处方同前，治疗10分钟后，患者安然入睡。

8月28日三诊：患者诉治后两日疼痛缓解，发作次数减少，但昨天入夜疼痛复作，卧不安。

治疗

（1）针灸：三间（针用平补平泻，右），内庭（针用

79

平补平泻，左），太溪（针用平补平泻，双），下关（针用平补平泻＋艾条灸，左）。下关沿下颌关节突的骨头边缘进针，三间、内庭加电针，选取连续波抑制疼痛，久留针40分钟。

（2）耳穴压豆：神门、肾、交感、胃。

按语：中医学虽无面痛之名，但早在《黄帝内经》中就有类似本病的记载，如《灵枢·经脉》提到颌痛、颊痛、目外眦痛。《证治准绳》还进一步加以分类，书中曰："面痛……暴痛多实，久痛多虚。"患者疼痛的发作多与张口说话、牙痛有关，手足阳明经都循行于头面部，故选穴以阳明经穴位为主。本案患者年老久病，气血阴阳亏虚，面部筋脉失去濡养，不荣则痛。治宜温经补虚，通络止痛。三间为手阳明大肠经的输穴、木穴，输穴主体重节痛，痛在左，取右三间；太溪为肾经原穴，补益肾水；内庭为足阳明胃经的荥穴、水穴；下关施温和灸，可调气血；风池疏通局部气机，通络止痛。中药处方中，川芎为血中之气药，上行头目，祛风止痛；僵蚕、钩藤、刺蒺藜祛风；白芍缓急止痛。本案采用循经取穴，远近配伍，缓急先后，补泻结合，针药并下，得以奏效。

本案患者经20次的针灸治疗，疼痛发作次数由一日数次变为数日一次，说话、进食均未引起疼痛，睡眠大为改善。嘱其吃饭、漱口、说话、刷牙、洗脸动作宜轻柔，不宜食用刺激性食物，注意头面部的保暖，保持精神愉快。

痫 病

痫病是因先天或后天因素，使脏腑受伤、神机受损、元神失控所导致的一种发作性神志异常的疾病。本病又称为"痫证""癫痫""羊痫风"等，相当于西医学的原发性和继发性癫痫。

1. 病因病机 《素问·奇病论》已认识到痫病的发生与母体受惊，气乱于上有关。书中云："其母有所大惊，气上而不下，精气并居，故令子发为颠疾也。"《丹溪心法》则强调说："无非痰涎壅塞，迷闷孔窍。"痫病是脏气受损，肝脾功能失调，化风、生痰，蒙蔽心神，流窜经络，阴阳失调，元神失控而致。

2. 辨证思路 黄鼎坚教授认为，此类病证多从"脑为元神之府"考虑，"无痰不痫"，久病精微不布，痰浊内生，痰闭脑窍，脏腑阴阳失调所致。经络诊察背腧穴以了解五脏之虚实。痫病发作期当以治标为主，祛痰定痫，平肝息风，安神定惊；缓解期则以调理脏腑为主，补益心肾，健脾化痰。调督、按压或针刺五脏背俞穴在痫病的针灸治疗中至关重要。

3. 治验医案

A 氏，女，34 岁，2005 年 4 月 28 日初诊。

主诉：瞬间抽搐反复发作 30 年。

初诊：其母代述，患者自幼犯抽搐，当初偶尔出现呆板、目定少神的情况，1～2 秒即过，后来发作次数增多，入学成绩跟不上，专科医院诊为癫痫小发作，曾给予药物

治疗，但未见效果。现每天频发 20～30 次，每次 2～3
秒即过，发作时两目呆滞，意识不清，醒后除感头晕外都
如常人一般，记忆力尚可，反应较迟钝，睡安，纳佳，二
便正常。舌淡红，苔薄白，脉滑。对话切题，计数尚准确，
就诊时发作两次，先目神定，继而垂头闭目，身体摇晃，
唤之不知，约半分钟后自醒，问知能答，只觉头些少晕胀、
疲倦，过后谈笑如常人。

诊断：痫病（风痰内闭）。

辨证分析：患者因幼年受惊吓，脏腑气机逆乱，精微
不布，痰浊内生，遇因而发，上犯脑窍。

治则：平肝息风，健脾化痰。

治疗

（1）针灸：风府透哑门（针用平补平泻，双），风池
（针用平补平泻，双），间使（针用平补平泻，双），阳陵泉
（针用平补平泻，双），每次 20 分钟。

（2）推背，捏脊，10 分钟。

治疗经过：治疗 1 次后，每日发作减至 15～20 次，
上方去阳陵泉，换丰隆，加耳穴交感、头、脑、肝、脾、
肾、心，每周两次。1 个月后，每日发作频率顿减至 10 次
以下，但每次发作时间反长至半分钟左右，上方再加合谷、
太冲、心俞、肝俞、脾俞、肾俞。3 个月后，每日发作 1～2
次，自我感觉良好，并报告参加医护班学习，半年来病情
稳定，作业虽多但能完成，改为每月两次，巩固治疗。

按语：本案患者之痫病起于幼年，与先天有关，受惊
吓则气机逆乱，精微不布，痰浊内生，遇因而发，上犯脑

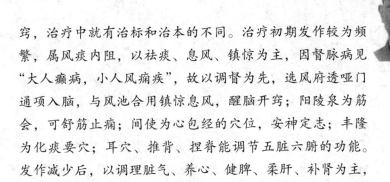

窍，治疗中就有治标和治本的不同。治疗初期发作较为频繁，属风痰内阻，以祛痰、息风、镇惊为主，因督脉病见"大人癫病，小人风痫疾"，故以调督为先，选风府透哑门通项入脑，与风池合用镇惊息风，醒脑开窍；阳陵泉为筋会，可舒筋止痛；间使为心包经的穴位，安神定志；丰隆为化痰要穴；耳穴、推背、捏脊能调节五脏六腑的功能。发作减少后，以调理脏气、养心、健脾、柔肝、补肾为主，在推背、捏脊的基础上加针心俞、肝俞、脾俞、肾俞，以补益脏气，并开四关，止抽搐。

痫病患者要注意生活的调理，避免劳累过度及精神刺激，饮食忌羊肉、酒、辣椒等辛热之品。

眩　晕

眩晕是以头晕目眩、视物旋转为主要表现的一种自觉症状。本病相当于西医学的梅尼埃病、椎动脉供血不足、高血压、颈椎病、小脑萎缩等。

1. 病因病机　肝火偏亢，风阳升动；素体肾亏，水不涵木，上扰清空；先天不足，或劳欲过度，生髓不足，髓海失养；久病不愈，或脾胃虚弱，致气血两虚，不能上荣头目；恣食肥甘，损伤脾胃，湿聚生痰，痰湿上蒙清窍。

2. 辨证思路　黄鼎坚教授认为，眩晕有实有虚，以虚者为多。实证主要见于肝阳和痰浊，虚证以肾阴精或气血的亏耗为多，虚实之间往往互相夹杂而成本虚标实。治宜健脾不忘化痰，平肝又要滋阴。

黄鼎坚

3. 治验医案

案 1：林某，女，48 岁。

主诉：头晕 3 天。

初诊：患者自述 3 天前无明显诱因出现头晕，视物旋转，伴恶心、胸闷、耳鸣、头重昏蒙、纳呆、困乏、胃脘痞满等，睡眠欠佳，大便溏烂。既往有类似病史，无高血压病史。查：血压正常，精神欠佳，面色萎黄，舌质淡胖，苔白滑，脉滑，重按无力。

诊断：眩晕（痰湿中阻）。

辨证分析：患者脾胃素虚，中气不足，运化无力，痰湿内生，阻遏清阳而发眩晕。

治则：补益脾胃，化痰除湿。

治疗：百会（针用补法＋艾条灸），足三里（针用补法，双），内关（针用平补平泻，左），公孙（针用平补平泻，右），合谷（针用补法，右）。留针 30 分钟，每日 1 次。

治疗经过：治疗 1 次后，觉头晕有所减轻，头重昏蒙感消失，自觉头部较轻松，夜间睡眠较好。治疗 4 次后，头晕完全消失，伴随症状也基本改善，继续巩固治疗，两次痊愈。

案 2：韩某，男，38 岁，工人。

主诉：头晕目眩、步履艰难伴左侧肢体麻木两月余。

初诊：患者无明显诱因于 1987 年 8 月 16 日晨起之际突感头晕眼花，视物旋转，站立不稳，伴左侧肢体麻木，头痛，语言不利，但无昏仆，无呕吐及二便失禁。随即到

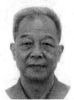

当地医院就诊，测血压为 160/80mmHg，诊断为"高血压"。经住院治疗 20 多天（用药不详），头痛、语謇明显减轻，病情好转而出院。出院后仍感头晕眼花，步履不稳，伴左侧肢体麻木。曾到广西医科大学附属医院行头颅 CT 检查，确诊为小脑萎缩。患者平素性情急躁，嗜烟酒，无特殊家族病史。入院检查：神志清醒，检查合作，对答切题，醉汉步态，头颅五官无异常，颅神经检查（－），颈软，心、肺、肝、脾、肾检查无阳性体征，四肢肌力及肌张力正常，皮肤触痛觉存在，腱反射增强，病理反射未引出，左指鼻、指指、跟膝试验均失调，闭目难立征（＋）。面色潮红，舌暗红，苔薄黄，脉弦细。双风池、太冲、合谷、肾俞、肝俞等穴压痛明显。

诊断：眩晕（阴虚阳亢兼经脉阻滞）。

辨证分析：肝肾阴虚，风阳上扰，髓海失养。

治则：滋阴潜阳，佐以疏经通络。

治疗：取风池，穴位注射核酪注射液 2mL，每穴 1mL；单刺太冲、合谷、环跳、阳陵泉、曲池（均取双侧），得气后出针，每日 1 次。

11 月 11 日二诊：眩晕、肢麻稍减。守原方加大椎、悬钟（双），针刺得气后施平补平泻手法，留针 30 分钟。

11 月 16 日三诊：眩晕逐渐减轻，闭目直立摇晃明显减轻。继守原法，加单刺风府透哑门。

11 月 19 日四诊：眩晕明显减轻，可闭目直立，步履较前平稳，肢麻等症状亦随之缓解。继续穴位注射风池，针刺改取悬钟（双）、阳陵泉（双），施平补平泻手法，留针

30 分钟，单刺大椎、风府透哑门，得气后出针。

11 月 25 日五诊：病情明显好转，已能在病区内小跑，指鼻、指指、跟膝试验恢复正常，闭目难立试验可站立两分钟。前法显效，无需更法。

12 月 5 日六诊：眩晕基本消除，行走自如，能跑步。再进前法，以巩固疗效。

12 月 10 日出院，随访至 1990 年，未见复发。

按语：眩晕在《黄帝内经》中称为"眩"和"眩冒"，尽管病机错综复杂，但总不外乎虚实两类，实证多因风、火、痰、瘀引起，虚证多因肾精亏虚、气血不足所致。黄鼎坚教授临床诊治时既重视《黄帝内经》"诸风掉眩，皆属于肝"、朱丹溪"无痰不作眩"之说，同时又强调临床辨证，依据不同的分型进行论治，体现其师古不泥古的精神。

案 1 患者本虚标实，脾胃素虚，运化不及，痰湿内生，发病时以标实突出，故治疗应以化痰祛湿、健脾和胃为法。足三里为健脾化痰要穴，标本兼治；内关、公孙为八脉交会穴，和胃降逆止呕；百会补气升清；合谷行气化痰。标本共治，痰祛胃和则眩止。

本病多见于中老年，女性发病比例较高。针灸能较好地控制病情，防止复发，预后良好，应嘱患者注意休息，避免劳累，饮食忌油腻生冷。

案 2 患者诊为小脑萎缩，小脑萎缩是一种神经系统的遗传性疾病，其主要表现为共济失调、步态不稳、四肢震颤、语言失调、眼震、腱反射增强、病理反射阳性等，多发于中年人，一般难以治愈，患者日常活动能力通常会受

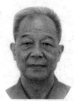

到严重影响，致残率很高。小脑萎缩，中医学无此病名，从其一系列临床表现来看，可将其归属于"眩晕"的范畴。《黄帝内经》云："诸风掉眩，皆属于肝"；又谓："髓海不足，则脑转耳鸣。"张景岳亦强调"无虚不作眩"。本病多见于虚证，如阴虚则肝风内动，血少则脑失濡养，精亏则髓海不足，均易导致眩晕。患者平素性情急躁，遇事易怒，加之酗酒嗜烟，以致阴精暗耗，阴虚于下，肝阳亢逆，上扰清窍，故见头晕眼花，视物旋转；肾精不足，骨失髓养，而见骨软无力，步履不稳，动则尤甚；阴虚阳亢，阳化风动，横窜经隧，经气不畅，气血痹阻，肌肤筋脉失养，故肌肤不仁，肢体麻木；肝胆互为表里，胆别贯心，肝阳偏亢，上扰心神，故心烦易怒，面色潮红；腧穴乃气血游走出入之所，经气不畅，则腧穴亦滞而不通，故相应腧穴压痛；舌暗红，苔薄黄，脉弦细，乃阴虚阳亢之征。四诊合参，此系肝肾不足，阴精耗损，水不涵木，肝阳上亢之眩晕，其性属本虚标实，病位在厥阴、少阳、少阴三经。因此，治宜补虚泻实，虚实同治，以育阴潜阳为法，佐以通经活络。足厥阴肝经主藏血，与足少阳胆经互为表里，故初诊取胆经风池穴，注射核酪以平肝潜阳；太冲为肝经之原穴，属阴主血，合谷为大肠经之原穴，属阳主气，两穴相配，名曰"四关穴"，具有调血、养阴、镇逆、理痹之效，既能助风池育阴潜阳，又能疏通经隧之痹阻。环跳、阳陵泉同属足少阳胆经，能舒通宣散，理气调血，祛风除痹，且阳陵泉又为筋之所会，尤有舒筋活络之功；曲池为手阳明之合穴，善行气血通经络。三穴相合，相得益彰，

87

宣通降递，活血通经之功更强。复诊时，眩晕、肢麻减轻，表示针证合拍，故守原法治疗。因肝经与督脉交会于巅顶，且督脉起胞中、入脑络，又主一身之阳，故取督脉之大椎、风府、哑门，以助平肝潜阳之效；加取髓会悬钟，以资风池、太冲调血、生精、填髓之力。诸穴相合，使精髓得以充养，风阳平息，经隧通畅，气血调和，眩晕及肢麻诸症自解。

西医对小脑萎缩尚无有效治疗方法，针灸治疗本病的报道甚少，疗效亦非满意。本案经过1个多月的针灸治疗，临床症状消失，患者能参加工作，经多次随访，疗效巩固，令人欣慰。

中风后遗症

中风后遗症是指中风经过救治神志清醒后，仍有以单侧肢体活动不利，患肢松懈瘫痪或强痉拘挛和（或）言语迟缓不利，吐字不清，甚者不语为主症的病证。常见于脑血管疾病的恢复期或后遗症期，相当于西医学的偏瘫、运动性失语、感觉性失语、命名性失语和混合性失语等。

1. 病因病机　中风急性期以后经络、清窍被风痰、血瘀阻滞，或肾精、肾气虚耗，经络、清窍失去气血濡养所致。

2. 辨证思路　治疗时要辨明是正虚为主，还是邪实为主，补虚泻实，和调气血，舒经通络。黄鼎坚教授认为，中风后遗症期相对于急性期而言，其肝风痰火之势已趋于

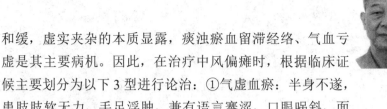

和缓，虚实夹杂的本质显露，痰浊瘀血留滞经络、气血亏虚是其主要病机。因此，在治疗中风偏瘫时，根据临床证候主要划分为以下 3 型进行论治：①气虚血瘀：半身不遂，患肢肢软无力，手足浮肿，兼有语言謇涩，口眼喎斜，面色萎黄，或暗淡无华，舌淡暗，苔白，脉细无力。②风痰阻络：半身不遂，患肢僵硬、拘挛、麻木，舌强语謇，兼见头晕，面赤，耳鸣，舌红绛，苔白腻或黄，脉弦滑。③精气虚耗：半身不遂，音暗失语，多寐，心悸，气短，乏力，腰膝酸软，舌淡，苔少，脉细弱。

黄鼎坚教授认为，中风失语，主要是舌强语謇，与脏腑功能失调有关。《素问·脉解》中提到肾虚是发生失语、四肢不收的原因，"内夺而厥，则为喑俳，此肾虚也"；又如《备急千金要方》云："风懿者，奄忽不知人，咽中塞，窒窒然，舌强不能言，病在脏腑。"所以，中风失语在治疗上除通舌络外，还应以治本为主，补虚泻实，调理脏腑。

3. 治验医案

案 1：谭某，男，42 岁，2002 年 1 月 16 日初诊。

主诉：肢体麻木、语言障碍 4 个月。

初诊：患者述去年 10 月觉颈项痛、语言欠利，在某院神经科住院，按"左大脑中动脉闭塞"诊治 2 个月。现神志清，精神一般，谈话时语言欠利、计算力丧失，伴右指掌麻、欠灵活，烦躁。睡眠可，大便常日 1 次，小便正常。舌暗淡，苔白微厚，脉滑数。既往有颈椎病病史。

诊断：中风后遗症（肝肾亏虚，风痰闭阻）。

辨证分析：患者年过四十，阴气自半，肝肾亏虚，肾水不能济肝阴，导致肝阳上亢，血菀于上，闭阻脑窍，经脉阻滞，发为中风。

治则：补益肝肾，化痰息风。

治疗

（1）头针：语言区（针用平补平泻，2、3 左），失用区（针用平补平泻，左），风府透哑门（针用平补平泻，左）。留针 3 小时。

（2）体针：大陵（针用平补平泻，右）/劳宫（针用平补平泻，右），通里（针用平补平泻，左），廉泉单刺。

（3）中药：补阳还五汤加减。

黄芪 30g，丹参 20g，鸡血藤 20g，川芎 9g，桃仁 9g，赤芍 15g，白芍 15g，甘草 6g。水煎服，每日 1 剂。

治疗经过：针刺，每日 1 次，头针留针期间配合肢体活动、语言训练，15 次为 1 个疗程，连续 3 周，每周末休息。1 个疗程后，烦躁平，治疗时合作，吐词较前便利、清楚，但仍靠人护送。连续两个疗程，头项转侧自如，握拳伸指灵活，谈吐较前便利，吐词流利，双位数加法能笔算，反应较前快，能踩自行车出行、就诊。隔日治疗 1 次，巩固治疗 10 次。诸症明显好转，无反复。

案例 2：梁某，男，70 岁，2003 年 2 月 21 日初诊。

主诉：言语不利 3 个月。

初诊：患者述言语不利 3 个月，曾在外院诊为脑梗后遗症，经治疗有所好转，但仍言语不利，头晕，双下肢乏力、麻木，时有二便失禁，畏寒，纳可，寐差，多梦。既往有中风、椎基底动脉供血不足病史。平素急躁易怒。查：

90

血压 120/75mmHg，神清，无口眼㖞斜，四肢肌力正常。舌淡白，苔白，脉细。

诊断：中风后遗症（肝肾亏虚）。

辨证分析：患者年过八八，正气不足，肝肾亏虚，肝阳偏亢，肝风内动，上扰清窍，气血闭阻脑窍，发为中风。肝风上扰，痰阻舌络，肾精亏耗，无以循经上乘滋养舌窍，则言语不利。

治则：滋补肝肾，疏通经络。

治疗

（1）风府透哑门（针用平补平泻），廉泉（针用平补平泻），通里（针用平补平泻），太溪（针用补法）。

（2）百会（针用平补平泻），关元（针用平补平泻＋艾条灸），中极（针用平补平泻）。

每日 1 次，每次 20 分钟，6 次为 1 个疗程。

治疗经过：经过 1 个月的治疗，患者说话、吐词清晰，并能唱歌，临床告愈。

按语：中风半身不遂在《灵枢·九宫八风》中早有论述，称"偏枯"，书中云："其有三虚而偏中于邪风，则为击仆偏枯矣。"《灵枢·刺节真邪》论述其病机时曰："虚邪偏客于身半，其入深，内居营卫，营卫稍衰，则真气去，邪气独居，发为偏枯。"即正气不足，虚风内中，荣卫不和，致半身血脉不通。案 1 患者年过四十，阴气自半，肝肾亏虚，肾水不能济肝阴，导致肝阳上亢，血菀于上，闭阻脑窍，经脉阻滞，发为中风。本病病位在脑，证属肝肾亏虚，风痰闭阻。应用头针失用区配合补阳还五汤加减，行气养

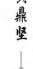

黄鼎坚

血，祛瘀通络，改善肢麻、活动不利；用语言区，配合风府透哑门，以及廉泉单刺，通调任、督二脉，养髓开音窍；大陵或劳宫通里养心神，利舌络，改善语言功能。

案2为中风失语，是中风的伴随症之一。黄鼎坚教授认为，治疗中风失语除通舌络外，还应以治本为主，中风失语"本"在脑与心、肝、肾三脏。脑为元神之府；心主神明，舌为心之苗，手少阴经络舌本；足少阴肾经循喉咙，挟舌本；足厥阴肝经循喉咙之后，上入颃颡。精血不足，水不涵木，内风伺起，气逆血菀于上，脑窍闭塞，神失所藏，心神失养，则见舌强语謇。所以选穴处方以调理脑、心、肾、肝为主。督脉入脑，为阳脉之海，经行颈项部，又与肾经、肝经联系，任脉为阴脉之海，取任、督二脉调和气血，开利舌窍。本案患者年老，肝肾亏虚，故治疗应照顾正气，培元固本，选太溪、关元、中极滋补肝肾，使肝阳之木潜于肾水中，喉窍得养；风府、哑门均属督脉，二穴系舌根，祛风通络，用风府透哑门平内风，通舌络；百会与风府同为督脉穴位，且为髓海气机转输的穴位，起调督养髓、通脑络的作用；廉泉为任脉穴位，通舌窍，利咽喉，用针向舌底刺，出现吞咽即出针，以舒缓舌体，疏通局部经气；通里是手少阴心经络穴，擅治失音、喑哑之疾。患者经两个疗程的治疗，言语较前流利，下肢麻木减轻，头不晕，小便可以控制，半年后追访，无加重。

假性延髓性麻痹也是中风后遗症中常见的病证，以饮水呛咳、吞咽困难为主症，伴有构音、情感障碍，无舌肌萎缩，咽反射存在，下颌反射亢进，锥体束征阳性，CT或

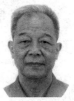

MRI 示脑干以上部位梗死或出血。中风发生后，造成脑实质的出血或缺血、缺氧、充血及水肿，使两侧皮质延髓受到损害，导致本病。西医学对此无特别有效的治疗方法。中医学将其归为"中风""瘖痱"的范畴，黄鼎坚教授认为，本病是因气血逆乱，瘀血与痰浊互结，闭塞不通而致，故调气活血、祛痰开窍为主要治疗原则。黄鼎坚教授治疗本病主要针刺风府、风池、廉泉、通里。让患者取俯伏坐位针风府穴，慢速捻转分层进针法，针尖向咽喉方向刺入 1.2～1.3 寸，左手将针柄压向后脑，并扶持患者躺下；风池穴向喉结方向刺入 1.2～1.5 寸；廉泉向舌根方向慢速捻转直刺 1.2～1.5 寸，再分别以 45° 角向两侧斜刺 1.2～1.5寸，使患者咽喉部有紧缩、吞咽感；通里直刺 0.5 寸。留针30 分钟。风池是足少阳胆经与阳维脉的交会穴，同时足少阳胆经又与循喉咙之后的足厥阴肝经相表里，《针灸大成》云风池主"气塞涎上不语"，故针刺风池可以调肝息风，豁痰利咽；廉泉为任脉穴，为局部取穴，《针灸大成》云其主"舌下肿难言，舌根缩急不食，舌纵涎出"。采用合谷刺可增加利咽开窍之作用；舌为心之窍，《灵枢·经脉》云："手少阴之别……循经入于心中，系舌本。"故配用心经之络穴通里。诸穴并用，起到化痰通络、通咽利窍的作用。本病不仅在舌，亦在脑在心。风府为督脉、膀胱经入脑的重要穴位，《素问·骨空论》言督脉"上贯心""入络脑"。《难经·二十八难》云："上至风府，入属于脑。"又入系舌本，故加用风府能醒脑开窍，改善吞咽功能，增强治疗作用。

中风后出现偏瘫、失语等病证的患者，在针灸治疗的

黄鼎坚

同时还应配合肢体物理康复训练和语言康复训练，促进肢体和语言能力的早日恢复。

患者要注意饮食起居，慎风寒，调情志，避免过喜、过悲、恼怒等精神刺激，饮食清淡，忌油腻，忌烟酒，避免中风再发。

痿　证

痿证是指由于各种原因导致肢体筋脉迟缓，手足痿软无力，足不任地，手不能举，甚至肌肉削脱的一种病证。临床上以下肢痿弱较为多见，故又称"痿躄"。"痿"是指肢体痿弱不用；"躄"是指下肢软弱无力，不能步履。本病属于西医学的运动神经元病（肌萎缩侧索硬化、原发性侧索硬化）、多发性周围神经炎、进行性肌营养不良、脊髓空洞症、进行性延髓麻痹、小儿麻痹后遗症、重症肌无力等。

1. 病因病机　感受湿热邪毒，或病后余热燔灼，伤津耗气，以致肺热不能输布津液；久处湿地或冒雨涉水，浸淫筋脉，郁久生热，久则气血运行不畅；素体脾胃虚弱，或久病中气受损，气血津液生化不足；素体肾虚，或房事过度；劳役太过，阴精亏损，筋脉失养；久病气血虚损，血运瘀阻；或因跌仆打击，损伤脉络，瘀血阻滞，脉络不通而致。

2. 辨证思路　黄鼎坚教授将痿证的病因归结为外伤致痿、内损致痿。外伤多见湿邪、热邪，正如《素问·痿论》所云："有渐于湿，以水为事，若有所留，居处相湿，肌肉濡渍，痹而不仁，发为肉痿。"还有因局部外伤、中毒等引起筋脉、脏腑受损而致的。内损因禀赋、饮食、劳倦、思虑、年老、久病或误治导致脏腑损伤，气血生化不足，筋脉、肌肉无以濡养而发病。治疗上应谨守"治痿独取阳明"之说，因筋脉、肌肉的荣养与脾胃的功能关系密切，且先天靠后天滋养，肺金和肝血也有赖脾土的生化，故脾、胃、大肠经的穴位常用，配背俞穴调理脏腑功能，还可根据病位的不同局部选穴滋养筋肉。

3. 治验医案

案1：黄某，男，40岁，2001年5月8日初诊。

主诉：双下肢乏力两个月。

初诊：患者述两个月前因农药中毒急救处理后遗两腿发软，活动欠利，感觉迟钝，某院神经科诊为多发性周围神经炎，予神经营养剂口服，肌注后稍好转。现仍觉双膝以下肢节乏力，站立不稳，起步难，久行劳累时易抽筋，稍事休息后自行缓解。二便正常，一般情况良好。查：双下肢皮肤触觉未发现异常，肌肤弹性尚可，膝叩击反射存在，踝关节活动欠利，蹲脚尖困难，立正欠稳，跟腱反射右侧较左侧迟钝，右手握力较左手差，精细动作不能胜任。舌质红，苔白润，脉缓。

诊断：肌痿（中毒性周围神经病）。

辨证分析：患者因农药中毒，伤及脾胃，脾胃虚弱，气血津液化生不足，筋脉、肌肉失养，而致痿证。

治则：健脾和胃，活血理筋。

治疗

（1）针灸：曲池（针用平补平泻，双），阳陵泉（针用平补平泻，双）/足三里（针用平补平泻，双），八风单刺。连续 6 次后，更为隔日 1 次，14 次为 1 个疗程。

（2）西药：维生素 B_1 10mg，1 次 4 片，每日 3 次；维生素 B_{12} 5mg，1 次两片，每日 3 次，连服 3 个月。

（3）足三里穴位注射当归注射液。每穴 1mL，隔日 1 次，7 次为 1 个疗程。

治疗经过：经 3 个月共 6 个疗程的治疗，行走较前有力，恢复劳动能力。半年后追访，能骑自行车上下班，胜任工作、劳动。

案 2：周某，男，37 岁，2003 年 3 月 5 日初诊。

主诉：舌肌萎缩 1 年。

初诊：患者述去年 3 月 5 日因后颈部疼痛在柳州市某医院拟诊为落枕，给予左乳突下局封，次晨即觉言语不利，舌根左侧肿胀，感觉迟钝，吞物困难。中西医按舌咽神经麻痹治疗，未见疗效。刻诊：言语不利，伸舌左偏，舌左侧明显凹陷性萎缩，以左中下段、舌尖部肌肉尤甚，边缘不齐，吞咽不便，卷舌不能，咽反射减弱，味觉及浅感觉存在，左面部浅感觉迟钝。舌红干，少苔无根，脉细。既往有鼻咽癌放疗史。

诊断：舌痿（左舌下神经麻痹）。

辨证分析：患者鼻咽癌放疗后，正气虚损，又局部注射损伤，导致气血运行不畅，喉部失养，舌肌萎缩，发音困难。

治则：健脾益胃，补益气血。

治疗

（1）针灸：风池（针用平补平泻，双）/风府（针用平补平泻），廉泉（针用平补平泻），合谷（针用平补平泻，双），颊车（针用平补平泻，双），足三里（针用平补平泻，双），天牖（针用平补平泻，双），太溪（针用平补平泻，双）。每日1次，7日为1个疗程。两周后更为隔日1次，15日为1个疗程。

（2）背部脾俞、胃俞埋线。7日1次，连续3次巩固治疗。

治疗经过：经3个月的治疗，舌肌活动较前灵活，说话清楚，口舌干裂改善，少苔，吞咽自如。

按语：黄鼎坚教授在治疗该病上有针（刺血）、药、穴位注射（埋线）三者结合的特色。痿证初起，湿热之邪明显，可配合刺血，如八邪、八风、井穴、荥穴，可用四妙散加减；痿证中期，以补中益气汤为主；痿证末期，可用六味地黄丸加减。穴位注射和埋线都属于现代针灸疗法，可在四肢合穴、原穴、背俞穴用维生素 B_1、B_{12} 注射液营养神经肌肉，或用当归注射液等养血生肌。背俞穴穴位埋线可持久地激发脏腑功能，利于痿证的恢复。如为局部损伤引起的痿证，还要加强局部行气养血的作用，如案2，重在应用风池、风府、廉泉、天牖、太溪等穴行气养血荣舌。

痿证采用针灸疗法可取得较好的效果，但久病畸形者配合其他疗法更佳。在治疗的同时，应加强主动及被动的

97

肢体功能锻炼，以助早日康复。痿证因于禀赋不足即遗传性疾病者，需配合中西药综合治疗方能控制病情。

运动系统疾病

颈 痹

颈痹是指人体正虚劳损，风寒湿侵袭，出现的以颈、肩、背部及上肢酸痛、麻木，活动不利，甚则出现头痛、眩晕为主要临床表现的一类疾病。常见于西医学的颈椎病，其病因是颈椎间盘退行性改变及骨质增生，压迫颈部脊髓或颈神经根所致。

1. 病因病机　风寒湿邪侵袭；外伤；肝血不足，肾精亏损；脾胃虚弱，痰湿凝阻，致使颈肩气血阻滞，筋骨、肌肉、关节屈伸不利、麻木。

2. 辨证思路　黄鼎坚教授认为，颈痹属于中医学"痹病"的范畴，正虚为本，风寒湿邪、劳累、外伤为标。治疗时应标本兼治，舒筋活络止痛，补益肝肾，健脾固本。针灸取郄穴可行气止痛。

3. 治验医案

案1：董某，41岁，教师。

主诉：颈酸累，痛及肩背1周。

初诊：近1周来，患者长时间伏案工作，劳累后觉颈部酸胀，连及左侧肩背，天气变化时酸胀加重。曾行拔罐、针灸治疗，治疗后症状缓解，现要求进一步治疗。刻诊：颈部酸胀，连及左侧肩背，常伴头痛，平素脾气急，纳寐可，二便调。舌质淡，苔白，脉细弦。

特殊切诊：颈部肌肉紧张，C3、C4棘旁压痛明显，双侧肩井（+），双侧巨骨（+），双侧大杼（++），左侧厥阴俞（+），双侧风池（+），双侧玉枕（+）。

诊断：颈痹。

辨证分析：患者由于劳累，正气受损，外邪侵袭，使气血阻滞于颈项部，发为颈痹。

治则：温经通络，行痹止痛。

治疗：风池（针用平补平泻，双）/天柱（针用平补平泻，双），新设（针用平补平泻，双），养老（针用平补平泻，双），阿是穴（针用平补平泻）。每日1次，每次30分钟，6日为1个疗程。

治疗经过：治疗1周后，颈肩部酸累症状大为缓解。第2周后，隔日1次，巩固6次，酸累痛除。嘱患者配合耸肩，活动颈部，避免长时间使用电脑、伏案。半年后追访，症状无复发。

案2：蒋某，女，60岁，1997年10月24日初诊。

主诉：颈累、臂麻伴头晕1年，加重半年。

初诊：头晕、左肩臂困重，劳累时加重，时有胸闷。查：左臂丛牵拉试验（+），压顶试验（±），C5、C6椎间隙变窄，骨质增生性改变。

特殊切诊：颈部肌肉紧张，C5、C6棘旁压痛明显，双侧天柱（+），双侧风池（+），双侧大杼（++），左侧天宗

（+），双侧风池（+），双侧颈根（+）。

诊断：颈痹。

辨证分析：正气受损，风寒之邪侵袭，使气血阻滞于颈项部，发为颈痹。

治则：温经通络，行痹止痛。

治疗

（1）针灸：天柱（针用平补平泻，双），大杼（针用平补平泻，双），以此2穴为主，头晕加风池（针用平补平泻，双），手麻配外关（针用平补平泻，双）。

（2）点穴手法：天柱、风池、颈夹脊、颈根、大杼、肩井、巨骨、天宗、手三里、养老。每日1次，每次30分钟，6日为1个疗程。先行点穴手法，点按上述穴位，然后施行针刺，用30号2～3cm长毫针直刺，平补平泻，留针15～30分钟，每日1次。酌情加神灯照射或拔火罐。

治疗经过：用上述方法治疗6次后，患者头晕、颈累消失，左肩臂困重减轻。局部压痛明显缓解。

按语：颈痹是中老年人的常见病、多发病。由于颈椎骨质增生，加之劳累过度或颈背部感受风寒湿邪，而出现头痛、头晕、颈项肩背疼痛等症状，影响工作和生活。本病虽以头颈部症状为主，但总因正虚劳损、风寒湿邪入侵损伤颈部经筋所致。风寒湿邪、劳累外伤为标，肝肾不足、脾胃虚弱为本。治疗上急则治标，以舒筋止痛为主；缓则治本，调补肝脾肾，扶养人体正气。案1患者长期伏案，伤及颈部经筋，局部气血不通，遂致颈痹。针灸在颈部取穴，风池、天柱为足少阳胆经、足太阳膀胱经穴位，与阳

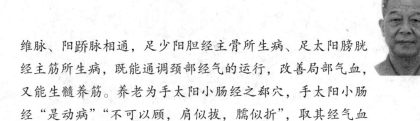

维脉、阳跷脉相通，足少阳胆经主骨所生病、足太阳膀胱经主筋所生病，既能通调颈部经气的运行，改善局部气血，又能生髓养筋。养老为手太阳小肠经之郄穴，手太阳小肠经"是动病""不可以顾，肩似拔，臑似折"，取其经气血深藏之处疏导太阳经气。

案2患者为老年女性，西医诊查提示有骨质增生，病程迁延，颈项局部压痛明显，为气血瘀滞之征兆。女子七七之后，任脉虚，天癸绝，肝肾不足，易发生筋骨之变。手三阳之脉都上聚于"柱骨之会"，在颈肩交会，大杼亦为八会穴之骨会，善治骨病；颈肩局部穴位如颈夹脊、颈根、大杼点穴按压是黄鼎坚教授的特色点穴手法。针刺、点穴配合局部神灯照射或拔火罐，手到病除，效如桴鼓。

对于颈痹的检查，触诊非常重要，触摸颈椎两侧，可发现局部稍隆起或发硬，稍加用力患者会有比较剧烈的反应。对反应点施以适当的分筋理筋点穴手法，可以即刻减轻痉挛疼痛。点穴手法是黄鼎坚教授治疗颈痹的独到之处，取穴多为天柱、风池、颈夹脊、颈根、大杼、肩井、巨骨、天宗、手三里、养老以及阿是反应点。具体操作：先行点穴手法。患者取坐位，医者双手交替揉捏患者颈背部肌群，力量适中，待手下感觉肌肉较松弛后，点按上述穴位，以患者感酸胀为度，然后施行针刺治疗。

患者要养成良好的坐姿，或睡眠时注意枕头的高度、柔软度，这样可以极大地缓解颈部不适，有利于疾病的康复，避免复发。

黄鼎坚

腰　痛

腰痛是以腰部一侧或两侧疼痛为主要症状的一种病证。西医学的肾脏疾病、风湿病、腰肌劳损、脊椎及脊髓疾病等所致的腰痛，可参照本病辨证论治。

1. 病因病机　风、寒、湿、热诸邪痹阻经脉；或劳力扭伤，气滞血瘀，经脉不通则痛；或由肾精气亏虚，腰府失其濡养、温煦而痛。

2. 辨证思路　腰痛的病理变化常表现为以肾虚为本，感受外邪、跌仆闪挫为标的特点。治标多选取膀胱经穴位，通络止痛；治本则加取脾经、肾经穴位，补益肝肾。

3. 治验医案

案1：杨某，女，39岁，2006年8月18日初诊。

主诉：腰部酸胀不适4年余。

初诊：患者诉4年前因不明诱因出现腰部酸胀不适，劳累后加重，休息则缓，自觉神疲乏力，饭后易泛酸、嗳气。寐尚可，二便调。既往史：月经不调6年，经期错后，量少质暗。查：舌质淡，苔白腻、微黄，以舌心、舌根为主，脉沉细滑。

诊断：腰痛（肾虚）。

辨证分析：患者劳累及月事不调，肾气亏虚，致火不暖土，脾阳不健，湿困脾肾，使腰部经气阻滞，发为腰痛。

治则：温肾健脾，利气化湿。

治疗

（1）针灸：脾俞（针用平补平泻，双），三焦俞（针用平补平泻，双），环跳（针用平补平泻，双），三阴交（针用平补平泻，双）。

（2）腰部拔火罐。

（3）中药：肾着汤加减。

炮姜 60g，茯苓 20g，白术 20g，杜仲 20g，牛膝 10g，泽泻 10g，甘草 6g。

8 月 21 日二诊：诉腰胀减，余症同前。针灸处方同上，中药方去泽泻，加砂仁 3g。

8 月 25 日三诊：诉两颞侧胀痛，头重如裹。舌质淡红，苔白、中部微黄，脉沉细滑。

治疗

（1）颈部松解手法，第 2 掌骨脾、胃、肾、腰穴推按。

（2）针灸：肾俞（针用平补平泻，双），环中（针用平补平泻，双），三阴交（针用平补平泻，双），关元俞（针用平补平泻，双）。环中要求针感至小腹、阴部及大腿内侧；关元俞进针点靠近骶髂关节，针感放射至小腹。

8 月 28 日四诊：诉腰甚感轻松，精神佳，饭后嗳气无，仍有泛酸。针灸、中药处方同上。

8 月 30 日五诊：诉泛酸现象较前少，腰胀完全消失，人亦感精神。

继续巩固治疗两次，临床告愈。嘱其回家后注意避寒湿，调情志，适当运动。

案 2：A 氏，男，64 岁，2005 年 6 月 10 日初诊。

主诉：腰剧痛两天。

初诊：患者述前天运动中突然感觉腰闪痛，伸腰、转

103

侧、翻身都十分困难，晚上靠人慢慢扶才能勉强躺下，动则痛，活动受限，过去有扭伤史。刻诊：被动体位，表情痛苦，两手撑腰来诊。舌质暗红，苔薄白，脉弦紧而数。

查体：昆仑触诊（+++）；直腿抬高试验左腿小于30°、右腿60°；左臀后方可触及梭状结节，紧张，压痛（++）。

诊断：腰痛（气滞血瘀）。

辨证分析：患者急性腰扭伤，局部气血阻滞，不通则痛。

治则：活血化瘀止痛。

治疗

（1）昆仑穴指拨，腰痛穴指按，配合腰部功能活动，10分钟后疼痛顿减，可自行上床躺下。

（2）轻揉臀部反应点，加自制活血止痛酊外敷。针L4、L5夹脊、承筋（双），用平补平泻法，加神灯照射。

治疗经过：治疗1次后，疼痛减轻，可自行直腰开车回家。次日复诊，转侧已利，前俯弯腰仍觉有牵扯感，宗上方治疗两次，一切正常。

案3：韦某，女，45岁。

主诉：反复腰部酸胀疼痛5年。

初诊：患者反复腰部酸胀疼痛已有5年，因工作中多日搬抬重物以致近两周来症状加重，虽经推拿、中药外敷等治疗，但痛势未减。应诊时主要症状为两侧腰部胀痛，以右侧痛甚，活动受限，不能久站、久坐。局部检查见两侧腰肌紧张，右侧尤为明显，两侧腰部有弥漫性压痛。腰

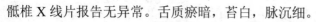

骶椎 X 线片报告无异常。舌质瘀暗，苔白，脉沉细。

诊断：腰肌劳损（气滞血瘀）。

辨证分析：患者劳逸不当，气血筋骨受损，气滞血瘀，不通则痛。

治则：益气活血，疏通经脉。

治疗：取穴十七椎加两侧 L4、L5 夹脊。具体操作方法：用 1.5 寸毫针刺入十七椎穴 1 寸许，行提插捻转手法，令腰骶部得气后留针，并用艾条温和灸；然后用 2 寸毫针在两侧 L4 夹脊穴向下平刺、透刺 L5 夹脊穴，局部得气后留针。留针期间间歇行针两次，约 25 分钟后取针。每日采用同样方法治疗 1 次，经 4 次治疗而告愈。

按语：《素问·脉要精微论》对腰痛的实质已有明确的论述，其曰："腰者肾之府，转摇不能，肾将惫矣。"黄鼎坚教授认为，腰痛虽可因感受寒湿、湿热，或跌仆损伤，气滞血瘀，或肾亏体虚所致，然其病理变化常表现出以肾虚为本，感受外邪，跌仆闪挫为标的特点。临证首先宜分辨表里虚实寒热。大抵感受外邪所致者，其证多属表、属实，发病骤急，治宜祛邪通络止痛，根据寒湿、湿热、瘀血的不同，分别施治。由肾精亏损所致者，其证多属里、属虚，常见慢性反复发作的特点，治宜补肾益气为主。案 1 证属肾气虚，导致脾肾两虚，无以化湿，湿气困腰，腰胀重着。再者脾气不足，健运失司，精微物质化生乏源而神疲乏力。治宜温肾健脾，利气化湿。背俞穴之肾俞、三焦俞、关元俞均位于腰部，具有温肾壮阳化湿之功，并配合三阴交健脾祛湿，理冲任。针药并用，佐肾着汤温肾健脾利湿，二

黄鼎坚

诊去泽泻，加砂仁和胃理气。第2掌骨是人体反应区，既是疾病的反应点，又是治疗点，推按可起到疏导气机的作用，效果显著。本案预后良好，半年后随访，上述症状无再发。

案2患者为急性腰扭伤引起的腰痛，取腰痛穴配合腰部功能活动，有手法复位之效，膀胱经循行经腰背部，经脉所过之处即主治所及，昆仑、承筋对血瘀之证效佳。《会元针灸学》云："承于上肉之力筋也，故名承筋……上直通委中。"故承筋可治疗腰痛。加用活血药及理疗促进局部血液循环以止痛。昆仑按经筋理论为韧带肌腱聚集之处，扭伤反应强烈，承筋也为反应强烈点，拨按此二穴常可收到立竿见影之效。局部用神灯照射可温通局部，加强活血止痛之效。

案3以经脉气血虚损为发病的基础，以局部的气血瘀滞为其病理表现，其症反复发作，且部位固定，故黄鼎坚教授认为，在治疗时应着眼于病变局部。十七椎其性善调督脉，加温灸可通阳益气，在《类经图翼》中即有用该穴治疗腰痛的记载；而两侧L4、L5夹脊则具有改善局部气血运行之功。诸穴合用，可益气活血，消除瘀滞，故而奏效迅速。

腰痛患者应避免劳累、外伤，避免受寒、涉水，注意保暖，适当进行腰部功能锻炼，可防止复发。

腰腿痛

腰腿痛是由外感六淫、跌仆损伤、劳欲过度等引起的以单侧或双侧腰骶、大腿后侧、小腿后外侧及足外侧疼痛为主症的一类病证。常见于西医学的腰椎退行性病变、骶髂关节错位、坐骨神经痛、梨状肌损伤等。本病多发生在天气、节气变化及劳累的时候，本病不分年龄、性别，但中老年人和体力劳动者易患。

1. 病因病机　气候变化，风、寒、湿、热之邪外侵，或跌仆损伤，或年老肝肾不足，劳累过度，导致腰腿部筋脉气血运行阻滞不通，不通则痛；或气血不足，失于濡养，不荣则痛。

2. 辨证思路　腰腿痛多因肾主骨的功能退化，引起为肾之府的腰部的病变，为外经病变，病位在腰。临床中虽以闪挫导致气滞血瘀为多见，但多数中老年患者均有腰椎增生、腰膝酸软病史。腰腿痛治疗以局部、膀胱经和胆经的穴位为主。

3. 治验医案

案1：覃某，男，65岁，2004年5月13日初诊。

主诉：左腿痛反复发作3个月。

初诊：患者述3个月前因搬重物后觉腿麻，走路痛，影响睡眠而到我院外科诊治，CT检查：L4～L5椎间盘突出；腰椎增生。对症给予复方氯唑沙宗片、抗骨质增生胶囊等治疗。症状时轻时重，卧或立起时仍觉左髋麻痛，引掣左腿及跗外跗尖，久坐亦不时感麻胀，走路尚自如，弯腰转侧可，睡眠差，饮食一般，二便调。舌质暗，苔薄白，脉细弦。

查体：腰部肌肉紧张，L3～L4、L4～L5棘旁压痛，

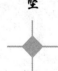

107

直腿抬高试验（+）。腰部 CT 示 L4 ～ L5 椎间盘突出。

诊断：腰腿痛（气滞血瘀）。

辨证分析：患者起居不慎，腰腿部筋脉受损，局部气血不通，不通则痛。

治则：活血通络止痛。针灸以局部经穴、膀胱经穴位为主。

治疗：大肠俞（针用平补平泻，左），关元俞（针用平补平泻，左），飞扬（针用平补平泻，左），委中（针用平补平泻，左）。秩边周围反应点药物外敷加神灯照射，均为左侧，每日 1 次，每次 20 分钟，连续 3 日。

治疗经过：治疗后，疼痛明显改善，原方加绝骨（针用平补平泻，左），更为隔日 1 次，连续 15 次巩固治疗，避免负重、劳累、注意保暖。治疗后，痛平，活动自如，临床告愈。

案 2：黄某，男，69 岁，2006 年 8 月 11 日初诊。

主诉：右下肢发麻两月余。

初诊：患者两个月前无明显诱因出现右下肢麻木、活动无力，时有头晕、头痛、眼花，无发热恶寒、恶心、呕吐，当时在外院输液治疗（用药不详）。现入院治疗，症见：右下肢麻木无力，行走不便，纳寐可，二便调。舌暗红，边尖瘀，舌苔厚，脉弦滑。既往有高血压病史，吸烟50 年。

查体：双直腿抬高试验（−），右下肢足大趾背伸力弱于左边，右腿和臀部肌肉较左侧松软，右侧肾俞（++），腰阳关（++），左侧昆仑（++），右侧秩边（++），右侧飞扬

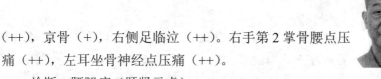

（++），京骨（+），右侧足临泣（++）。右手第2掌骨腰点压痛（++），左耳坐骨神经点压痛（++）。

诊断：腰腿痛（肝肾亏虚）。

辨证论治：患者年近七旬，肝肾不足，气血渐亏，瘀邪阻络，气血运行不畅，筋肉失于濡养，肢体麻木。

治则：补益肝肾，通络止痛。

治疗：肾俞（针用补法，右），秩边（针用泻法，右），两穴缓慢进针，秩边局部用十一方酒加神灯照射；飞扬（针用平补平泻，右），阳陵泉（针用平补平泻，右），针感向远端，强刺激，以通络止痛为主。必要时可加壮腰补肾方药配合治疗。

治疗经过：治疗4次后，右下肢麻木大减，腰部灵活，步履较前轻松。守上方巩固治疗5次，临床告愈。

按语："腰为肾之府"，腰部、腿部为足三阳、足三阴及奇经八脉所过之处。对腰痛、腿痛的治疗在《黄帝内经》中早有记载，如《素问·刺腰痛》曰："足太阳脉令人腰痛，引项脊尻背如重状，刺其郄中。"《素问·缪刺》曰："邪客于足少阳之络，令人留于枢中痛，髀不可举，刺枢中以毫针，寒则久留针。"《灵枢·厥病》曰："足髀不可举，侧而取之，在枢合中，以圆利针。"黄鼎坚教授认为，《黄帝内经》虽未有"腰腿痛"之名，但已有治疗"腰腿痛"之实。按脏腑经络辨证，本病与肾经、膀胱经、督脉关系最为密切，而且太阳经脉病候"是动病"中"腰似折，髀不可以求曲，腘如结，踹如裂"与腰腿痛的症状极为相似。若病位在腰，主要由腰引起的腿痛乏力，可选用肾俞、三焦俞、胞肓、秩边、环跳，侠溪、飞扬对麻木的改善比较好，必要时可更换阳陵泉、绝骨，灸涌泉可以改善全身症状。本病两例患者选大肠俞、关元俞、肾俞运行局部气血，起活血通络、补益肾气的作用；飞扬是足太阳膀胱经的络穴，可疏通膀胱经经气，沟通表里以疗肾府；"腰背委中求"，委中是治疗腰腿痛的要穴；秩边起到疏导腰部和下肢经气的作用，针秩边时使针感向下传导以疏通经气；阳陵泉为筋会，针感应向下传导，加强舒筋通络止痛的作用。案1患者经3次治疗后左腿痛改善，巩固治疗15次，痛平，自觉行走轻松，临床告愈。半年后追访，无复发。案2患者经过9次治疗，临床告愈。

腰腿痛一证，常由腰部病变诱发，如腰椎增生、腰部外伤等，既往有此类病史的患者日常生活中要避免腰部损伤，如搬抬重物、拖地等弯腰劳动，尽量睡卧硬板床。注意适当进行腰部功能锻炼，注意腰腿部保暖。

凡是临床上出现肢软无力或感觉异常致运动障碍者，还应进一步结合影像学资料，排除脑血管病变。

膝 痹

痹病是由于风、寒、湿、热等外邪侵袭人体，闭阻经络，气血运行不畅所导致的以关节屈伸不利、重着等为主要表现的病证。病位在膝关节的称为"膝痹"。相当于西医学的风湿性关节炎、类风湿关节炎、骨性关节炎。

1.病因病机　因时令节气、情志失调、饮食居处、年老体衰、劳损外伤等因素，或风、寒、湿、热等外邪侵袭人体，或肝气郁滞，或痰湿血瘀，导致经络气血运行不畅；或肝肾亏虚，脾胃虚弱，气血不足，导致筋骨失于濡养，而致膝关节活动障碍。

2. 辨证思路　对于运动系统疾病，采取辨病、辨证、辨经相结合的方法，通过西医检查了解颈腰椎的情况，通过症状、时间、舌脉判别虚实、急性、慢性，通过经络诊察查找反应点（阿是穴）。主要从外经病论治，局部取穴和循经取穴为主，局部通络止痛为主，可根据寒热考虑用温通或刺络放血之法。对于慢性、老年患者也强调治病求本，以补肾健骨为主。

3. 治验医案

案1：赵某，女，70岁，2006年8月21日初诊。

主诉：右侧膝关节疼痛5月余。

初诊：患者诉近5个月来，右侧膝关节疼痛明显，下楼梯尤为困难，伴右足背麻木，疼痛，趾节活动欠利。既往于2002年在外院行腰椎减压术，右侧腰腿痛反复发作。一般情况可。舌质淡红，苔白，脉弦滑。

查体：右侧膝关（+），膝阳关（+），右侧委中（++），飞扬（+++），昆仑（+++），右侧膝关节皮肤温度较左侧高。

诊断：膝痹（虚痹）。

辨证分析：患者年高，肝肾渐亏，筋骨失于濡养而经气不利，不通则痛。

治则：温经祛寒，活血通络止痛。

治疗：阳陵泉（针用平补平泻，右），膝阳关（针用平补平泻，右），膝关（针用平补平泻，右），局部十一方药酒外敷加神灯照射。阳陵泉要求针感在膝关节及向下肢放射；膝阳关、膝关皮内针，并配合功能运动 10 分钟，留针 30 分钟。

治疗经过：治疗 3 次后，患者诉步态轻松，疼痛大减，按压膝关、膝阳关等穴时已无疼痛，但足背处仍感麻木。上方加鹤顶（针用平补平泻，右），绝骨（针用平补平泻，左）。治疗后，诉足背麻木消失，但下楼时膝关节仍有少许痛感，继续上方治疗。治疗后，诉症状消失。巩固治疗 1 次，临床显效。

案 2：A 氏，男，81 岁，2006 年 2 月 15 日初诊。

主诉：双腿痛 20 年。

初诊：患者述双腿乏力，劳行、久站后明显，右侧更甚，伴双膝活动弹响，腰微胀。既往有胃肠功能紊乱史。舌暗红，苔白、根厚，脉沉。

查体：双膝屈伸弹响，右侧明显。右侧大腿外肌紧张，伏兔、阴市处可触及梭状结节，触痛（++）。膝阳关（++），阳陵泉（++），右侧 L2 旁压痛（++）。

诊断：膝痹（肝肾亏虚，寒湿内停）。

辨证分析：患者年老，肝肾不足，肝肾亏虚，寒湿内停，筋骨失养，发为膝痹。

治则：补益肝肾，健脾祛湿。

治疗

（1）右髂胫束推按手法，每次 10 分钟。

（2）针灸：神阙（艾条灸），中脘（艾条灸），膝阳关

（针用平补平泻，双），膝眼（针用平补平泻，双），阳陵泉（针用平补平泻，双），阴市（针用平补平泻，右）。

治疗经过：治疗 1 次后，症状明显减轻，改髀关、伏兔、风市、阳陵泉、血海交替使用，每次针灸前顺大腿髂胫束，沿阳明、少阳推按，每周两次。3 月 28 日复诊，双腿轻松，唯下蹲时左膝尚余胀感。每周 1 次，巩固治疗两周，上症平，临床告愈。

按语：《素问·痹论》对痹病的病因病机有详尽的论述，总因荣卫之气不和，使风寒湿之邪侵袭人体而为痹。黄鼎坚教授认为，痹病初期或年轻患者以邪实为主，多见行痹、痛痹、着痹、热痹；后期及老年患者多见虚痹，即本虚标实之证。X 线检查可见骨节增生、退行性改变或骨质疏松等。本病可根据发生的部位命名，如肩痹、膝痹等。案 1 患者年事渐高，肝肾不足，无以濡养筋脉关节而引起膝关节疼痛，活动受限，发为膝痹。治宜温经祛寒，活血通络止痛。《素问·长刺节论》中对此证的治疗有所论述，书中云："病在筋，筋挛节痛，不可以行，名曰筋痹。刺筋上为故，刺分肉间，不可中骨也，病起筋炅，病已止。"膝为筋之府，故治疗上以刺筋为主，选筋会阳陵泉，局部取膝阳关、膝关、鹤顶，以疏利局部气血为主，宜久留针，待阳气至，或以艾灸、理疗等方法局部温通血脉。用髓会绝骨配合筋会阳陵泉，濡养筋脉关节，阳陵泉要求针感在膝关节及向下肢放射，气至病所。膝阳关、膝关皮内针，并配合功能运动 10 分钟，能有效地疏经通络以止痛。案 2 患者年高八旬，膝痛 20 年之久，久病必瘀、必虚，绵延日久则

黄鼎坚

为尫痹之人，易患贫血，多有胃肠功能紊乱。神阙为生命之根蒂，可补命门火，理脾胃，调先后天；中脘调后天，生气血。局部选穴膝阳关、膝眼、风市、阳陵泉，疏通局部经气。阴市、髀关、伏兔属阳明经穴，阳明经为多气多血之经，血海为祛瘀要穴，四穴合用有祛瘀通络之功。针灸治疗前，行右髂胫束推按手法，旨在放松局部痉挛的肌肉，以达更好的针感。

本病预后良好，嘱患者平时注意关节的保暖，避免风寒湿邪的侵袭。

伤筋（急性踝关节扭伤）

在行走或运动时，足落地不慎，使踝关节骤然向一侧活动而超过其正常活动度时，引起踝关节周围软组织如关节囊、韧带、肌腱等过度牵拉，甚则发生撕裂伤，称为踝关节伤筋。西医学称为踝关节扭伤。

1. 病因病机　活动中用力不慎，损伤筋肌骨骼，导致经络阻碍，气血凝滞，不通则痛。

2. 辨证思路　关节为经筋聚集部，踝关节扭伤为经筋之病，急性损伤以气滞血瘀为主，不通则痛。筋病以局部治疗为主，可配合带针运动，以恢复踝部功能。

3. 治验医案

陈某，男，28岁，2001年9月4日初诊。

主诉：左足踝部扭伤两天。

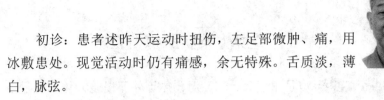

初诊：患者述昨天运动时扭伤，左足部微肿、痛，用冰敷患处。现觉活动时仍有痛感，余无特殊。舌质淡，薄白，脉弦。

诊断：伤筋（左踝关节扭伤）。

辨证分析：缘由患者运动不慎，伤及经筋，气滞血瘀，经络不通，不通则痛。

治则：行气活血，消肿止痛。

治疗：昆仑（针用平补平泻，右），留针30分钟，期间配合左踝关节运动。

治疗经过：次日复诊，左足踝部局部微肿，活动时已无痛感，足任地或重按时仍感有僵硬感，临床告愈。

按语：中医学将踝关节扭伤列入"伤筋"的范畴，是十分准确的。《素问·痿论》曰："宗筋主束骨而利机关也。"所以，经筋的病变会导致关节屈伸不利。经筋是十二经脉的附属部分，外伤经筋会导致经络气血瘀滞，由于经筋的循行特点是主要从四肢末端走向躯干头面，不入脏腑，故治疗上主要以局部为主。《灵枢·经筋》曰："治在燔针劫刺，以知为数，以痛为腧。"黄鼎坚教授在治疗中以局部经穴或阿是穴为主，初发24小时以治血为主，祛瘀止痛，刺络放血加拔罐；24小时以后以行气为主，气为血帅，气行血行，可施灸以温经通络，化瘀止痛，在不影响活动的情况下可施以皮内针止痛。伴有运动障碍者还可配合运动针，运动针穴位可采取对应取穴法，踝对应手腕，取右阳池穴，下病上治，阳池为三焦经的原穴，通行气机；也可用缪刺法左病右取，配合踝部运动，行气祛瘀，起到立竿见影之效。

臀痹（梨状肌综合征）

臀痹是由于风、寒、湿、热等外邪侵袭人体，闭阻经络，气血运行不畅所导致的，以肌肉、筋骨、关节酸痛、麻木、重着、屈伸不利为主要临床表现。本病俗称"臀痛""环跳风"，属于中医学"痹病""腰痛"的范畴。西医学多见于梨状肌损伤压迫坐骨神经引起的坐骨神经痛。

1. 病因病机　因风寒等外邪侵袭，经脉拘挛；或外伤致使经络气血运行不畅而成。

2. 辨证思路　正气亏虚，外邪阻滞于足太阳膀胱经、足少阳胆经，不通则痛。

3. 治验医案

蒋某，女，59 岁，2004 年 4 月 29 日初诊。

主诉：右腰胯痛 3 天，加重 1 天。

初诊：患者述 3 天前劳行后突然感到右胯连臀部掣痛，甚至传到膝外侧，翻身转侧艰难，否认外伤史，自行在家敷药酒，效果不佳，严重影响睡眠，纳一般，二便调。舌红，苔白，脉弦。

诊断：臀痹（梨状肌综合征）。

辨证分析：缘由患者久行，腰腿部筋脉受损，局部气血不通，不通则痛。

治则：通络止痛。

治疗

（1）梨状肌反应点行分筋理筋手法，10 分钟。

（2）秩边（针用平补平泻，右），药物导入 + 神灯，30

分钟。

治疗经过：次日复诊，腰胯疼痛大减。上方加阿是穴（针用平补平泻），药物导入＋神灯＋电针，委中（针用平补平泻，右），阳陵泉（针用平补平泻，右），隔日治疗1次。治疗10次后，痛平，腰腿活动正常，临床告愈。1年后追访，无复发。

按语：黄鼎坚教授认为，本病的发生总责足太阳膀胱经，它循行于人体的后背，从头至足，主筋所生病，《素问·长刺节论》曰："病在筋，筋挛节痛，不可以行，名曰筋痹。"劳累外伤，或因年迈肝肾不足，复感风寒湿邪，可致局部气血瘀滞，经络气血运行受阻而引发本病。本病治疗重在分筋理筋，初期手法宜柔和，避免加重局部损伤，后期手法宜重，方可缓解痉挛粘连。针刺、药物导入、神灯照射，可以缓解局部肌肉的痉挛，改善局部血液循环，减少炎性渗出和肿胀，减轻对坐骨神经的刺激。

此类患者要减少活动，多卧硬板床休息，注意患处保暖，还可适当配合腰腿功能锻炼，防止肌肉萎缩，以利早日康复。

皮肤系统疾病

粉　刺

粉刺亦名"酒刺"或"肺风粉刺"，是一种发生于颜面、胸、背等处的毛囊、皮脂腺的慢性皮肤病，好发年龄为 12～25 岁。相当于西医学的痤疮。

1. 病因病机　多因过食肥甘厚味，胃与大肠之热上攻于肺，肺胃蕴热，上蒸于阳明脉；或肝气郁结，肝胆湿热，反侮于肺，肺热上攻于面，复感毒邪；或肝郁脾虚，痰瘀凝滞于肌肤；或冲任失调，冲脉血热上逆郁于肌肤。

2. 辨证思路　黄鼎坚教授认为，此类患者多素体血热偏盛，情志不畅、饮食不节、外邪侵袭，致郁热、湿热、风热郁于肌肤而发，日久可致痰瘀内生，病情缠绵难愈。治疗以凉血泄热为主，背俞穴拔罐、刺血可以泄热。清淡饮食、保证睡眠可预防复发。

3. 治验医案

E 氏，女，25 岁，2005 年 8 月 8 日初诊。

主诉：粉刺反复发作 6 年。

初诊：患者述颜面、背项满是粉刺，如筷头、针头样，大小不等，微痒、肿痛，此起彼伏，月经前加重，伴心烦、便结，月经多先期而至，色量正常。查：面颊、鼻旁、前额、颈项背胛区散发豆粒粉刺，顶红，边缘欠清，微肿，痛痒。唇、舌边尖红，苔薄黄，脉细滑数。

诊断：粉刺（冲任不调）。

辨证分析：女子经期冲脉血旺，冲任失调，肌肤疏泄失常而致。

治则：清热解毒，凉血祛风。

治疗

（1）背胛区痤疮顶（三棱针点刺出血＋拔罐），面部痤疮顶（三棱针点刺出血＋拔罐），风门（拔罐，双），肺俞

（拔罐，双），心俞（拔罐，双），膈俞（拔罐，双），留针10分钟。

（2）合谷（针用泻法，双），血海（针用平补平泻＋拔罐，双），风池（针用平补平泻，双），每周两次。

特殊医嘱：饮食宜清淡，少食油腻、煎炒之物。

治疗经过：治疗3次后，较大的疮点红肿已退，干爽收口，守方巩固治疗，每周1次。5周后，粉刺已消，未起新疹，皮肤光滑，加复方珍珠暗疮片内服以取远效。

按语：古人称本病为"肺风粉刺"，《医宗金鉴·外科心法》记载："肺风粉刺，此症由肺经血热而成，每发于鼻面，起碎疙瘩，形如黍屑，色赤肿痛，破出白粉汁。"本病常由肺经风热阻于肌肤所致；或因过食肥甘、油腻、辛辣食物，脾胃蕴热，湿热内生，熏蒸于面而成；或因青春之体，血气方刚，阳热上升，与风寒相搏，郁阻肌肤而成；或女子冲任失调，肌肤疏泄失畅所致。治疗上以清热和血为主。本案患者为青年女子，血气方刚，经期冲脉血旺，阳热上升，冲任失调，肌肤疏泄失常，发为粉刺。治疗上以清热解毒、凉血祛风为法。背为阳，背俞穴刺络放血，以泄血分之热毒；血海为调冲任之要穴；合谷、风池清热祛风。后期内服复方珍珠暗疮片清热凉血，以善其后。

为了避免复发，嘱患者戒辛辣、煎炒、油腻之品，调畅情志，保证睡眠。

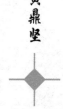

119

牛皮癣

牛皮癣也称"白疕"，是一种皮损状如松皮，形如疹疕，搔起白皮的红斑鳞性皮肤病。多数患者病情春季、冬季加重，夏季缓解。本病各种年龄段均可罹患，男性略多于女性，可由家族遗传，相当于西医学的银屑病。

1. 病因病机　多由风邪外侵，伏于营血，血热毒盛而发；或情志内伤，气血化热，风热相搏，发于皮肤；或饮食失节，脾胃失和，外受风热毒邪而发。病程迁延，耗阴伤血，致阴虚血燥，或肾阴不足，肌肤失其濡养，血燥生风，而见红斑鳞屑，层层白屑，渐至皮疹可大如地图斑片。

2. 辨证思路　对于皮肤病，黄鼎坚教授采取辨证、辨经结合的治疗方法，特别是通过皮损的部位判断属何经病变，通过症状、时间、舌脉判别寒热、虚实。黄鼎坚教授认为，皮肤病多由风所致，病久则血虚风燥，故疏风的同时必须养血，即"治风先治血"之义。皮肤病还要考虑肺、脾、肾三脏，因肺主皮毛，脾土能生金，肾属水，能清热润燥治顽疾。

3. 治验医案

K 氏，女，70 岁，2006 年 4 月 21 日初诊。

主诉：周身起鳞屑样斑疹 10 年余。

初诊：患者述全身上下皮肤起疹子，先是成红丘点，顶部覆盖白色皮屑，后逐步扩大成斑状，时微痒，经外用药涂抹，未见效果。现以头额、两肘、两膝、腰部、两胯部明显，足跟、足底也有发作，伴大便秘结，小便可。既往有腰背颈痛史。查：全身上下可见不规则斑疹点，小如豆，大如掌，斑面覆盖白色鳞屑，边缘红，脱屑处皮滑，色嫩红，无分泌物。舌质暗红，苔微黄，脉弦略数。

诊断：牛皮癣（血虚风燥）。

辨证分析：患者为七旬女性，"七七"之后，肝肾渐亏，天癸竭，地道不通，冲脉衰少，女子以血为本，绝经后营血不足，卫气失于濡养，卫表不固，风邪淫于肌肤而发病。

治则：养血祛风。

治疗：风池（针用平补平泻，双），曲池（针用平补平泻，双），肺俞（针用平补平泻＋拔罐，双），膈俞（针用平补平泻＋拔罐，双），肾俞（针用平补平泻＋拔罐，双），委中（针用泻法，双），血海（针用平补平泻，双），筑宾（针用平补平泻，双）。每周两次，每次20分钟。

治疗经过：治疗4次后，皮疹部脱屑，皮层变薄，痒止。上方加局部梅花针叩击，肩髃、风市、脾俞、风门；口服皮肤病血毒丸，每日两次，每次1瓶盖。3周共治疗5次，斑块不再扩大，皮层变薄，不再出现皮屑，大便正常，改为每周1次，继续巩固治疗。两个月共治疗14次，症无反复，基本治愈。

按语：中医对本病早有记载，认为其多属于"白疕""蛇虱""松皮癣"的范畴，如《医宗金鉴》中记载："生于皮肤，形如疹疥，色白面痒，搔起白皮，由风气客于皮肤，血燥不能荣养所致。"黄鼎坚教授认为，本病由风热或湿热入血，瘀阻不得宣泄，郁而成毒，耗伤营阴，随营血上下，阻于肌肤而成。重在清热祛风，解毒凉血，养血。本案患者为七旬女性，"七七"之后，肝肾渐亏，天癸竭，地道不通，冲脉衰少，血海不足，女子以血为本，风热邪毒郁于肌肤，日久耗伤营阴，营血不足，卫气失于濡养，卫表不固，风邪淫于肌肤而发病。治宜养血祛风。背俞穴针后拔罐，祛邪排毒，配合皮肤病血毒丸口服加强解毒作用。风池、肺俞、风市、风门祛风止痒；血会膈俞及血海养血润肤；曲池、委中清血分之热；筑宾属肾经，为阴维脉之郄穴，阴维脉联络诸阴经，对全身的气血起调节作用，郄穴善治血证、顽疾。皮肤病多由风所致，病久则血虚风燥，故疏风的同时必须养血。

本案治疗以针灸为主，配合中成药，预后较好。本病较顽固，容易反复，应嘱患者注意饮食，戒辛辣、煎炸食物，调畅情志，不适随诊。

湿　疹

湿疹又称"湿疮"，是一种对称分布，多形损害，剧烈瘙痒，倾向湿润，易于复发和慢性化的过敏性炎症性皮肤病。西医学认为，本病是一种常见的由多种内外因素引起的表皮及真皮浅层的变态反应性皮肤病。

1. 病因病机　外感风湿热邪，或过食辛辣发物，致湿热阻于肌肤；或脾虚失运，湿邪留恋于肌肤；或久病伤血，血虚生风、生燥，肌肤失其濡养而成。

2. 辨证思路　黄鼎坚教授认为，湿疹多以湿热为主，对病程较长者来说，多考虑泻血排毒清热。

3. 治验医案

案 1：E 氏，女，61 岁，2005 年 1 月 20 日初诊。

主诉：腘窝部、肘部起疹子，伴瘙痒 3 年。

初诊：患者述近 3 年来两肘、腘窝部瘙痒，起针头大小的红疹子，抓痒后皮损变厚、粗糙，但无流液，大便秘结，小便可，睡眠时多因痒而受影响，心烦。查：两肘窝到前臂皮肤起红斑状丘疹，干糠，麸样皮屑。舌边尖红，苔微黄，脉浮略数。

诊断：湿疹（血虚风燥）。

辨证分析：因湿热逗留，营血不足，以致血虚伤阴，化燥生风，风燥湿热郁结，肌肤失养而成。

治则：和血祛风。

治疗

（1）梅花针轻叩患处，后敷蒜泥 10～30 分钟不等。

（2）曲池（针用平补平泻，双），委中（针用平补平泻，双），血海（针用平补平泻＋拔罐，双）。3 日 1 次，每次 30 分钟。

治疗经过：治疗 4 次后，斑疹区结痂，脱屑，皮肤变薄而光滑，痒止，睡亦安，1 个月来症状无反复。2006 年春复诊，一切正常，疹无再发。

案 2：G 氏，男，57 岁，2005 年 1 月 28 日初诊。

主诉：双手掌着水起疹 1 年余。

初诊：患者述两手过敏，每着水即起疹，瘙痒，搔抓则皮破流液，反复发作，外涂药物未见效果，严重时影响睡眠和生活。掌心、指节旁起红丘疹，如针头大小，触之碍手，抓破后少许流液。舌质尖红，苔薄白兼黄，脉细微数。

诊断：湿疹（脾虚湿蕴）。

辨证分析：患者脾虚，湿邪乘虚而入，客于肌表所致。

治则：健脾祛湿和血。

治疗

（1）苦参、水杨梅末煎水浸手，早晚各1次。

（2）神阙（拔罐），天枢（针用平补平泻＋拔罐，双），血海（针用平补平泻＋拔罐，双），曲池（针用泻法，双），外关（针用平补平泻，双），大陵（针用平补平泻，双）。隔日1次。

治疗经过：治疗5次后，疹稍平，无新发，痒感减轻。上方加合谷透劳宫，去大陵，外浸药水后擦干，再涂蒜泥及凡士林膏。6次疹平痒止，皮肤光滑如初，临床告愈。

按语：湿疹多由禀赋不足，风湿热邪客于肌肤而成。急性湿疹以湿热为主，慢性湿疹多伴有脾虚、血虚。黄鼎坚教授认为，皮肤病治血为首，急性者总以清热祛湿、凉血解毒为主，慢性者以健脾和血为主，虚实夹杂者则标本兼治。案1患者皮疹瘙痒3年，湿热逗留日久，营血不足，以致血虚伤阴，化燥生风，风燥湿热郁结，肌肤失养而成。治宜和血祛风。治风先治血，曲池、委中、血海善泻血中热邪以和血，梅花针叩刺加蒜泥外敷可止痒祛风。案2患者脾虚，湿邪乘虚而入，客于肌表，则见指节旁起红丘疹，如针头大小，触之碍手，抓破后少许流液；湿蕴化热，见

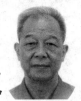

舌质尖红，苔薄白兼黄，脉细微数。治宜健脾祛湿和血，标本兼治。神阙、天枢拔罐健脾利湿；血海、曲池凉血和血；外关祛风止痒；"诸痛痒疮，皆属于心"，配大陵清心火。外敷水梅杨、苦参，利湿止痒，获得满意效果。

本病易反复，嘱患者平时应注意避开致敏物，清淡饮食，戒烟酒、辛辣之物。

带状疱疹

带状疱疹，中医学称之为"缠腰火龙""缠腰火丹"，民间俗称"蛇丹""蜘蛛疮"。本病是由水痘带状疱疹病毒引起的急性炎症性皮肤病，多于春秋季节发病，愈后一般不再复发。本病发病迅速，全程平均需 1～2 周，皮疹消退后可留色素沉着。老年患者常在损害消退后局部遗留较长时间的神经痛。

1. 病因病机　情志不畅，肝气郁结，久而化火；或饮食不节，脾失健运，湿浊内生，郁而化热，湿热内蕴，复因外感毒邪，以致湿热火毒蕴积肌肤而生。年老体弱者常因血虚肝旺、湿热毒盛、气血凝滞以致疼痛剧烈。

2. 辨证思路　本病多由湿热邪毒蕴积于肌肤而成，多发于胁肋之处。从针灸治疗上来说，按经脉进行辨证，经脉所过，主治所及，本病必责之于肝胆经脉。健脾利湿则取脾经的穴位，活血通络止痛常取膀胱经的穴位。从脏腑辨证来考虑，本病多因肝胆湿热、脾虚血亏，与肝、胆、脾关系非常密切。

3. 治验医案

患者，女，58 岁，2010 年 1 月 25 日初诊。

主诉：左胁刺痛两天，局部疱疹 1 天余。

初诊：患者述两天前感冒后出现左胁刺痛，渐之有米粒大小的几簇密集丘疹，水疱出现，疼痛向腹部漫延。自服消炎药、感冒药及止痛药无效。口微苦，大便干。查：面色苍白，痛苦貌，神清，精神差，体态偏瘦。左胸壁下段皮肤出现斜形带状疱疹，面积约 10cm×4cm，疱疹透亮，触痛明显，疱疹边缘皮肤红肿。体温 37.6℃。舌红，苔薄黄，脉弦细数。

诊断：带状疱疹（湿热型）。

辨证分析：患者因起居不慎感受外邪，卫外功能失调，又因患者较瘦，体质偏弱，血虚肝旺，湿热毒蕴，致使气血阻滞，经络阻塞不通，疼痛剧烈。

治则：清热利湿，泻火解毒，活血通络止痛。

治疗

（1）针灸：支沟（针用平补平泻，双），阳陵泉（针用平补平泻，双），膈俞（针用平补平泻，双），脾俞（针用平补平泻，双），皮损局部透刺加电（连续波）。每日 1 次，10 次为 1 个疗程。药线点灸皮损局部。

（2）中药：生地黄 20g，紫草 3g，龙胆 3g，墨旱莲 15g，陈皮 3g，桔梗 10g，甘草 3g。3 剂，水煎服（饭后）。

治疗经过：1 月 30 日复诊，患者述疼痛好转，但仍不时出现刺痛，凌晨后较剧烈。大部分疱疹干枯，且面积缩小。中药处方中加入延胡索 9g、川楝子 12g，3 剂，水煎服，继续针灸及药线点灸治疗。治疗 10 次后，疱疹结痂脱落，无后遗现象，临床告愈。

按语：本病常由情志不遂，肝气郁结，郁而化火，以致肝胆火毒外溢皮肤而发；或因脾失健运，水湿内停，蕴湿化热，湿热结于皮肤而发；或因年老体弱，血虚肝旺，邪毒外侵，气血凝滞于肌肤而发。本案患者年龄较大，体质偏弱，又因起居不慎感受外邪诱发本病，血虚肝旺，湿热毒蕴，致气血阻滞，经络阻塞不通，疼痛剧烈。治应清热利湿，泻火解毒，活血通络止痛。针灸取血会膈俞，可以通络活血止痛；取脾经合穴阴陵泉和膀胱经的脾俞，可以健脾利湿。中药以凉血泻火解毒为主，用生地黄、龙胆、紫草等。此外，药线点灸治疗此病的效果很好，黄鼎坚教授最喜用药线，点灸务必重点"蛇头"（初起部位），其次是患处局部。嘱患者饮食清淡，注意保暖及休息。

针灸治疗本病效果明显，应早期介入治疗。

泌尿系统疾病

癃 闭

癃闭是以排尿困难，甚则小便闭塞不通为主症的一类病证。常见于西医学中因各种原因引起的尿潴留或排尿困难。

1.病因病机 《素问·灵兰秘典论》曰："膀胱者，州都之宫，津液藏焉，气化则能出焉。"外邪侵袭，湿热毒邪犯肺，肺气闭塞，水道通调失司；或饮食不节，湿热内生，下注膀胱；或脾胃气虚，中气下陷，无以气化；或情志内伤，疏泄失司，三焦水道通调受阻；或痰瘀积块，砂石内生，尿路阻塞；或肾阳不足，膀胱气化无权；或因久病，肾阴不足，水府枯竭等，导致膀胱气化功能失调。

2. 辨证思路　癃闭多由膀胱、肾以及三焦气化不利引起。黄鼎坚教授认为，本病有虚实之别，实证多见膀胱湿热、三焦气滞、水道瘀结；虚证多见肾气不足，气化失职。针灸对于功能性的尿潴留效果较好，但尿毒症后期由癃闭转为关格，则预后多不良。

3. 治验医案

卢某，男，84岁。

主诉：排尿困难1个月。

初诊：患者有右股骨颈骨折史，打钉后一直插尿管，拔出后不能自行小便，口干，多饮，肤干，两天无便意。舌质干红略暗，舌体有裂痕，少苔，脉沉细。

诊断：癃闭（瘀结水道）。

辨证分析：患者年逾八旬，肾气渐亏，留置尿管造成尿道气血瘀滞不畅，更使膀胱气化失常。

治则：通利膀胱，补肾益气。

治疗

（1）膀胱俞（针用平补平泻，双，加电针用疏密波），涌泉（艾条灸，双），三阴交（针用平补平泻，双），关元（针用平补平泻＋艾条灸）。早晚各1次。

（2）神阙（艾条灸），揉按中极。

治疗经过：针后 7 天已能自行小便，临床治愈。

按语：癃闭多由膀胱、肾以及三焦气化不利引起，在《黄帝内经》中早有论述，《素问·宣明五气》曰："膀胱不利为癃。"《素问·标本病传论》曰："膀胱病小便闭。"《灵枢·本输》曰："三焦……实则闭癃。"本案患者年老体衰，肾气虚惫，插尿管导致膀胱受损，三焦气滞，水道瘀结，故小便不通。本病病位在膀胱，与肾有关。本案患者为瘀阻水道，兼有肾气不足。膀胱俞、三阴交通利下焦膀胱之气机；中极为膀胱之募穴，用揉按法化瘀，通利膀胱；涌泉、关元、神阙配合灸法补益肾气，助散瘀结。

癃闭患者应加强身体锻炼，特别是膀胱括约肌的锻炼，如提肛、收腹、少腹部按摩等，增强抵抗力，保持心情舒畅，切忌忧思恼怒。积极治疗淋证和水肿等原发病，消除各种外邪入侵及湿热内生的有关因素，如忍尿、过食肥甘及辛辣之品、嗜酒、纵欲、过劳等。

淋　证

淋证是指以小便频数、淋沥不尽、尿道不适或涩痛、小腹拘急或痛引腰腹为特征的疾病。多见于西医学的急性尿路感染、结石、结核、肿瘤、前列腺炎等。

1.病因病机　实证多因食辛热肥甘之品，或嗜酒过度，或下阴不洁，或肝胆湿热下注，使湿热蕴结下焦，膀胱气化不利；或肝气郁结，郁于下焦，膀胱气化不利。若灼伤脉络，迫血妄行，血随尿出；若湿热久蕴，煎熬尿液，日积月累，结成砂石；若湿热蕴结，膀胱气化不利，不能分清别浊，脂液随小便而出。虚证，或劳累过度，或房事不节，或年老、久病、体弱，导致脾肾亏虚，中气不足，下元不固，久淋不愈，脂随液出；或阴虚火旺，火热灼伤脉络，血随尿出。

2. 辨证思路　黄鼎坚教授认为，小便不利主责之肾与膀胱，《诸病源候论·淋病诸候》曰："诸淋者，由肾虚膀胱热故也。"治疗从互为表里的肾与膀胱入手。虚证强调补肾，实证强调通利膀胱，配合药物补肾缩尿或清热解毒，效果更佳。老年患者多从肾论治，肾气不足则气化无力，多余沥不尽，宜温阳补肾缩尿。淋证因下焦湿热所致者，重在清热利湿解毒。经络辨证以足三阴经为主，足三阴经循行前阴，肝经环绕阴器，肾开窍于前后二阴，脾运化水湿，经脉所过，主治所及。

3. 治验医案

案1：B氏，男，66岁，2006年4月15日初诊。

主诉：夜尿多5年余。

初诊：患者述近5年来，夜尿5～6次，时伴余沥不尽，余无特殊。舌质淡红，苔白根厚，脉沉细缓。

诊断：气淋（肾气不足）。

辨证分析：患者年逾八八，肾气渐衰，气化失职，气不化津，夜尿频多。

治则：温阳补肾缩尿。

治疗

（1）中极（针用平补平泻＋艾条灸），三阴交（针用平补平泻＋艾条灸，双），足三里（针用平补平泻，双），肾俞（针用平补平泻＋艾条灸，双），次髎（单刺）。隔日1次。

（2）神阙，附子末脐敷（活络油调和），每日一换。

治疗经过：治疗两次后，夜尿减至2～3次。第3次后加缩尿丸，以善其后，针灸每周1次。经过1个月的治疗，症无反复，但尿后时有余沥，患者满意。

案2：A氏，男，37岁，2005年6月10日初诊。

主诉：尿频、尿痛8个月。

初诊：患者述尿时尿道扯痛到腿、股、下阴部，且频而少，伴下阴部胀，经医院检查，诊为前列腺炎，药物治疗，未见臻效。口干，平时饮水量少而尿痛明显，尿量不多但次多，尿黄。耳鸣10年，有腰痛史。舌边尖红，苔厚、色黄略腻，脉滑略数。

诊断：热淋（下焦湿热）。

辨证分析：湿热郁于下焦，致使膀胱气化失职，小便淋沥不畅。

治则：清热利湿解毒。

治疗

（1）筑宾（针用平补平泻，双）/曲泉（针用平补平泻，双），阴陵泉（针用平补平泻，双）/三阴交（针用平补平泻，双），中极（艾条灸），外关（针用平补平泻，双），膀

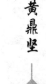

胱俞（单刺，双）。每周两次。

（2）土茯苓末冲服，每次3g，每日3次。

特殊医嘱：嘱饮足量水（以口不干为宜）。

治疗经过：6月11日复诊，口干改善，尿次减。治疗：中极（艾条灸），水道（针用平补平泻，双），曲泉（针用平补平泻，双），筑宾（针用平补平泻，双），三阴交（针用平补平泻，双），三焦俞（针对平补平泻，双）/次髎（针用平补平泻，双）。3天1次。治疗两次后，痛减，尿利。治疗3周后，尿次减少，尿时扯痛感消失，尿亦较前通利。治疗：中极（艾条灸），筑宾（针用平补平泻，双），外关（针用平补平泻，双），太溪（针用平补平泻，双）。治疗3周后，尿痛平，尿次大减，不时尿后胀，继续巩固治疗3周，每周1次。临床症状消失，3个月来无反复，告愈。

按语：案1患者已过八八之年，肾主水，开窍于前后二阴，肾气不足，则气化不利，夜间阳气更虚，致夜尿频且点滴不尽，治宜温阳补肾缩尿。取膀胱募穴中极及次髎疏通经气；中极、肾俞为俞募配穴，用温和灸温阳化气；调理脾胃经穴以培补元气，三阴交为足三阴之会，三阴经都循行过前阴，用温和灸补益下元以利水道；用附子外敷神阙以补益元阴元阳。针后口服缩尿丸以固肾壮阳，巩固疗效。本病预后良好，并嘱其戒烟酒，适起居劳作，调畅情志，避免过劳。

案2患者因下焦湿热，致经脉所过之处壅滞，出现淋沥不畅之证。治疗重在清热利湿解毒。以足三阴经的穴位为主进行治疗，调三阴经之功以通利下焦，清热除湿。中

132

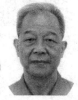

极、膀胱俞为俞募配穴，利尿通淋；佐筑宾／曲泉有止痛解毒之效；阴陵泉／三阴交可清热利湿；外关为三焦络穴，三焦为决渎之官，水道出焉，可加强膀胱气化。口服土茯苓有清热解毒之功。本证虽病程日久，但预后良好，嘱其应多喝水，注意个人卫生，多运动，增强体质。

妇科疾病

崩　漏

崩漏亦名"崩中漏下"，是指月经周期、经期、经量严重失常的病证。经血非时而下，并量多如注，谓之崩、崩中或经崩；淋漓不断，谓之漏、漏下或经漏。崩漏在发病过程中常互相转化，如崩血渐少，可能致漏，漏势发展又可转变为崩，故临床常以崩漏并称。崩漏可见于西医学的功能失调性子宫出血及其他原因引起的子宫出血。青春期或更年期多见。

1. **病因病机**　崩漏主要与血热、血瘀、脾虚、肾虚有关，或怒动肝火，过服辛辣、过热之品，阴虚阳气亢盛，迫血妄行；或经期产后，余血未尽；或郁怒气逆，饮食生冷，寒湿凝聚，冷积胞中，损伤冲任，经血外溢；或思虑、劳极、饮食不节，损伤脾胃，脾气虚而统摄无权；或先天禀赋不足，肾气稚弱，血随气下；或肾气渐虚，精血不固。

2. **辨证思路**　黄鼎坚教授认为，针灸治疗妇科疾病，按经脉辨证要调冲、任、督三脉。从冲任二脉考虑，因冲脉为血海，任主胞宫，崩漏从胞宫而出的离经之血，首责二脉；督脉同出胞宫，为阳脉之海，有统摄诸经和升提的作用。脾统血，肝藏血，主疏泄，肾主藏精，天癸与月经的来潮、绝经等关系密切，并且足三阴经与冲任二脉、胞宫有直接的联系，三阴经内属肝、脾、肾三脏。所以，脏腑辨证和经络辨证相结合才能突出中医的整体观和针灸经络辨证的特色。辨别虚实寒热主要从舌脉、月经色量、伴随症状等情况分析。

3. 治验医案

G 氏，女，23 岁，2005 年 1 月 27 日初诊。

主诉：月经来潮 5 天，伴头痛 1 天。

初诊：患者述近半年来皮下用药避孕后即发现每次月经来潮时均异常，5 ～ 7 天后一直淋漓不净，经色较鲜，但觉胸发紧，气不足，恶心，腹痛，时伴泄泻，医院诊为"功能性子宫出血"，用药效不显。此次来经第 5 天，量少，兼前额头痛不适。舌淡红，苔薄白，脉缓。

诊断：崩漏（脾气虚弱）。

辨证分析：脾虚则中气不足，统摄无权致冲任不固。

治则：健脾益气，调理冲任。

治疗

（1）攒竹、风池、解溪、合谷，双侧均用药线点灸。

（2）中脘（针用平补平泻），关元（针用平补平泻），隐白（艾条灸，双）。

治疗经过：治疗 1 次后，头痛平，经血净，自觉精神

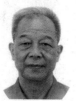

佳，改方为内关（针用平补平泻，左）、中脘（针用平补平泻）、公孙（针用平补平泻，右）、足三里（针用平补平泻，双）、三阴交（艾条灸，双）、关元（针用平补平泻）。每周两次，巩固治疗4次。6月22日复诊，诉前几个月的月经正常，今突然来潮，伴头晕、乏力，神倦，小腹隐痛，血压98/50mmHg。唇、舌淡红，苔少、干、少泽、色黄，脉细缓。急予百会（艾条灸），承浆指按后置针，足三里（针用平补平泻，双），三阴交（针用平补平泻，双），隐白（艾条灸，双）。治疗3次后，经血干净，诸症改善，血压100/70mmHg，归脾丸善其后。8个月后追访，诉已正常。

按语：《黄帝内经》中已有"血崩"之名，《素问·阴阳别论》中认为其与阴虚阳盛、迫血妄行有关，"阴虚阳搏谓之崩"；《素问·六元正纪大论》中认为其与六淫之木火迫血妄行有关，"风胜乃摇，寒乃去，候乃大温……血崩"。本案患者脾虚统摄无权，冲任不固，则见淋漓不净直到下月来潮。中气不足，脾虚不运，则见气短、头痛、腹痛、泄泻。治宜补益脾气，调理冲任。用药线点灸双侧攒竹、解溪、合谷、风池。前额属于阳明经所过，解溪、合谷均为阳明经的穴位，下病上治；攒竹、风池分属太阳、少阳，为局部用穴。四穴合用，旨在止头痛及调补阳明多气多血之经。中脘、关元健脾补气升阳。隐白温和灸可益脾补气止崩漏，为统摄调经的要穴。经1次治疗，诸症消失，但因病程日久，气血两虚，仍需补气调经，内关、公孙为八脉交会穴，与冲脉相通，调冲脉，益血海；关元、足三里等补气升阳；三阴交通肝、脾、肾三脏，温和灸补气调经，起到一穴三补的作用。6月突然来潮，血压下降，为血崩之象，重灸百会，指压并埋针承浆，旨在升提阳气而止血；次针足三里、三阴交，并灸隐白，健脾补气，止血生血。3次血净，用归脾丸健脾养血。崩漏日久，气血两虚，除调理冲任外，从脾论治，健脾补气，脾气充则统摄有权，诸症自除。

针灸治疗预后良好，嘱患者注意避寒保暖，少食寒凉之品。

痛　经

痛经是指行经前后或经期出现的周期性下腹部剧痛和腰骶部胀痛的病证，以青年女性居多。西医学多见于子宫内膜异位症、慢性盆腔炎、妇科肿瘤、原发性痛经等。

1. 病因病机　寒凝、湿热邪气入侵，行经期冲任气血不和，胞宫气血运行不畅，不通则痛；或肾虚、气血虚弱，胞宫失于濡养，不荣则痛。

2. 辨证思路　黄鼎坚教授认为，该病主要责之于冲任失调，气血不和。本病临床证型不外乎虚实两类，但痛证为标，寒凝多见，多数患者有肾虚、血虚、气虚为本，急则治标止痛为先，更要标本兼治。

3. 治验医案

蒙某，女，22岁。

主诉：经前或经期出现小腹、腰骶疼痛3年余。

初诊：近3年来，患者每于经前或经期出现小腹、腰骶疼痛，曾经中西药治疗，但病情无明显变化。来诊时恰值月经来潮第 1 天，小腹冷痛拒按，痛势剧烈难忍，连及腰骶，经行不畅，经量少且色暗有块，面色苍白，恶心呕吐，头晕头痛。舌质淡暗，苔白，脉弦紧。

诊断：痛经（寒凝胞宫，瘀血阻脉）。

辨证分析：寒凝胞宫，瘀血阻脉，不通则痛。

治则：温经散寒，活血通脉。

治疗：穴位取十七椎加肾俞。

治疗经过：先针十七椎，用 1.5 寸毫针刺入约 1 寸，行提插捻转手法，在得气后仍继续行针约半分钟，以加强刺激，令针感向小腹传导后留针，同时用艾条温和灸该穴；然后，取双侧肾俞穴，用 1.5 毫针刺入约 1.3 寸，施行补法，并使针感下传骶部后留针。腰腹疼痛在留针约 5 分钟时开始缓解，其余症状亦随之明显减轻。共留针 25 分钟。治疗结束时先取出肾俞之针，再将刺入十七椎之针退至皮下，然后横向平刺，刺入 1 寸，按压局部及活动均无痛楚和不适后用胶布固定，安全留针 24 小时。次日采用同样方法治疗，两次痊愈。

按语：痛经是妇科常见病证之一，其以行经前后或经期出现下腹部剧痛和腰骶部胀痛为特点。该病与冲任失调密切相关，临床证型不外乎虚实两类，正如《景岳全书》中所述："经行腹痛，证有虚实。实者，或因寒滞，或因血滞，或因气滞，或因热滞；虚者，有因血虚，有因气虚。"本案患者以肾虚为本，寒凝血瘀为标，治疗以标本兼治为原则，取十七椎、肾俞，既治其标，又顾其本。十七椎可

黄鼎坚

益肾通经、通络止痛，其通调气血的作用主要集中在下焦、腰腹部，用温针灸之法能起到温经散寒、活血化瘀、理气止痛的作用。另外，此穴浅、深层分布有第 5 腰神经后支，施予良性刺激能改善腰骶部器官、组织的痉挛状态，从而缓解疼痛。所采用的安全留针法能使该穴在一定时间内持续发挥作用。配用肾俞的目的在于加强益肾调经的作用。整个治疗使得冲任得养，胞脉得以温煦，气行血畅，通则不痛，而获速效。

经行头痛

每逢月经期或经行前后出现头痛，经净后头痛消失，称为"经行头痛"。本病育龄期妇女多见，偶可见于更年期尚未绝经者。对顽固性头痛伴恶心呕吐，尤其经净后持续头痛者应进一步检查，可做脑电图 CT 或核磁共振、眼底检查等，明确是否有器质性病变。

1. 病因病机　气血、阴精不足，经行之后，气血阴精更亏，清窍失养所致；或痰瘀之邪值经期随冲气上逆而致；或肝阳化风、邪气上扰清窍致痛。

2. 辨证思路　肝脉、冲脉皆上行于头、面，肝主疏泄，冲脉为血海，血泻阴亏，肝阳上逆，则随脉至颠，引发头痛。

3. 治验医案

C 氏，女，35 岁，2005 年 7 月 6 日初诊。

主诉：经前偏头痛 20 余年，发作 1 天。

初诊：患者述素有痛经，此次发作伴头痛、目痛、恶心、泛呕，四肢发凉。查：风池（++）、攒竹（++）。舌质淡红，苔白，脉弦滑。

诊断：经行头痛（木旺冲任不调）。

辨证分析：经期肝血不足，肝阳偏亢，肝经上系头目，肝阳循经上犯头目则头痛。

治则：疏肝健脾。

治疗

（1）足三里（针用平补平泻，双），内关（针用平补平泻，左），外关（针用平补平泻，右）。

（2）风池、攒竹，皆取双侧，穴位点按。

（3）耳穴压豆：神门、交感、肝、脾、胃、内分泌。月经前 1 周治疗，每周两次。

（4）香砂六君丸姜汤送服，每日 3 次。可与逍遥丸交替使用，以健脾疏肝。

治疗经过：月经来潮前 1 周复诊，诉上次针后痛平呕止，只觉身略困，要求巩固治疗。按上方治疗，每周 3 次，连续 3 个月，每次经前来诊，近半年来症无反复。

按语：《素问·上古天真论》曰："女子……二七而天癸至，任脉通，太冲脉盛，月事以时下。"任主胞宫，冲脉为血海，肝主藏血，注于冲脉，月经的来潮与肝的疏泄密切相关。肝经的循行为"连目系，上出额，与督脉会于巅"，肝经与任脉会于曲骨，当月事"以时下"时，阴血下注，肝血不足，肝气上逆，扰清窍，或脑络失养，发为行经头

黄鼎坚

痛。黄鼎坚教授认为，本病在治疗上以理肝气、健脾养血为主。本案患者肝木较旺，阴血下注时肝阳偏亢，上逆于颠，则见头目痛；肝气克脾土，可见恶心、泛呕；肝气逆而阳郁，阴阳之气不相结，则四肢发凉。治宜疏肝健脾。方用经过侧头之少阳经的风池，起于目内之太阳经的攒竹，以祛风止痛；足三里健脾和胃；内关、外关左右交替使用，旨在和胃降逆，以养血柔肝。耳穴调理内分泌及肝脾功能。香砂六君丸、逍遥丸健脾疏肝养血，用姜汤送服，一来可以驱除体内寒气以通四末之阳，二来可以顺气止呕。

针灸治疗经行头痛预后较好，但情绪抑郁或急躁发怒都可诱发或加重本病，平素应调节情绪，乐观舒畅，以促进肝的疏泄和调达功能，防止肝火或肝旺引起的头痛。对于与月经有关的疾病应于月经前7～10天治疗，连续观察3个月，才能判断是否治愈。

脏　躁

脏躁首见于《金匮要略》，书中云："妇人脏躁，喜悲伤欲哭，象如神灵所作，数欠伸，甘麦大枣汤主之。"脏躁的主要表现为情绪不稳定，易喜易忧，失眠多梦，阵发性潮热，心悸，烦躁，汗出，多见于女性绝经前后。西医学可见于围绝经期综合征。

1. 病因病机　情志不舒，郁火内扰，或天癸将绝之时，阴血亏虚，阴阳失调，气机紊乱，心神不宁所致。

2. 辨证思路　女子七七，天癸绝，地道不通。肾为先

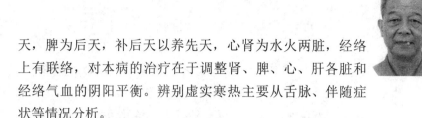

天，脾为后天，补后天以养先天，心肾为水火两脏，经络上有联络，对本病的治疗在于调整肾、脾、心、肝各脏和经络气血的阴阳平衡。辨别虚实寒热主要从舌脉、伴随症状等情况分析。

3. 治验医案

B氏，女，62岁，2005年6月10日初诊。

主诉：潮热、自汗多年。

初诊：患者述自停经后即犯潮热，伴汗出，虚烦，易疲劳，四肢冷凉，恶风又易"上火"，睡欠宁，纳一般，大便时结。舌淡红，舌尖红，苔白、根厚，脉沉细。

诊断：脏躁（肾阴阳俱虚）。

辨证分析：肾虚阴阳失衡，营卫不和，心肾不交。

治则：阴阳双补。

治疗

（1）神阙，附子末调活络油外敷，每日一换，连续1周。

（2）足三里（针用平补平泻＋艾条灸，双），关元（神灯），肾俞（针用平补平泻＋艾条灸，双）。

（3）耳穴压豆：交感、神门、肝、肺、脾、肾、内分泌。

治疗经过：每周两次，经6次治疗后感觉良好，精神振，纳增，热退汗平，四末仍感到发凉。上方加灸三阴交，持续巩固3个月，诸症皆平，无反复，告愈。

按语：本病多发于女子"七七"前后，与肾的关系密切，肾气衰，天癸竭，冲任虚衰，月事紊乱，如不能及时调整，则脏腑阴阳失调。肾阴不足，则无以养肝，无以济心火，见肝阳偏亢，心火上炎；肾阳不足，则腰酸肢冷，火不暖土，水谷不化，痰湿内停。肾、心、肝、脾阴阳失调则诸症丛生，发为脏燥。治疗上以治肾为本，兼调诸脏。本案患者于绝经后发病，肾虚阴阳失衡，营卫不和，故见自汗、恶风、四肢冷凉；肾阴虚则心火独亢，见虚烦、潮热、便干、寐欠安；脾肾气虚不化津，则苔腻于舌根部。选神阙，外敷附子末；关元、肾俞针灸并用，补益肾的元阴元阳；足三里健运脾胃生血，滋肾养心；耳穴为安神、调整脏腑功能及内分泌的良方。

针灸治疗本病预后良好，但要注意调畅情志，适当劳作。

不孕症

女子婚后，夫妇同居两年以上，配偶生殖功能正常，未避孕而未受孕；或曾孕育过，未避孕又两年以上未再受孕，即为不孕症。前者称作"无子"或"全不产"，即西医学的原发性不孕症；后者称"断续"，即西医学的继发性不孕症。本病在妇女育龄期各阶段均可发生。

1. 病因病机　不孕症的病因病机有虚实两个方面。虚证多由肾阴阳气血不足；实证多责之于肝气郁结，或痰瘀为患，致不能养精育胎或不能摄精成孕。临床常见有肾虚、肝郁、痰湿、血瘀等几种类型。

2. 辨证思路　黄鼎坚教授认为，针灸治疗本病应考虑

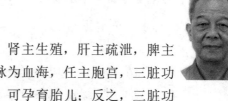

脾、肾、肝三脏及冲任二脉。肾主生殖，肝主疏泄，脾主运化，为气血生化之源，冲脉为血海，任主胞宫，三脏功能正常，冲任二脉气血旺盛，可孕育胎儿；反之，三脏功能失常，冲任虚衰，则不能摄精成孕。所以，诊治中脏腑辨证和经络辨证相结合才能突出中医的整体观和针灸经络辨证的特色，辨别虚实寒热主要从舌脉、月经、白带等情况分析。

3. 治验医案

林某，女，30 岁，2009 年 9 月 2 日初诊。

初诊：患者结婚 7 年，5 年前有两次宫外孕史，行宫外孕手术后一直未孕，平素白带多，呈豆腐渣样，无异味，月经周期 30 天，量少，有血块，行经 2～3 天，痛经，腰部及小腹胀痛。后长期接受西药治疗，时有好转。近 4 年来，每 1～2 月发作 1 次，每食辛辣后症状加重。发作时阴部痒痛难忍，加之不孕家庭压力大，情绪一度低落且烦躁易怒，后经朋友介绍到针灸科求治。阴道分泌物检查：上皮细胞（++），白细胞（++），杆菌（++）。输卵管造影：双侧输卵管不畅，积水。舌质淡红，苔薄白，脉细数。

诊断：断续（湿热郁结）。

辨证分型：此系浊阴下注于下焦，久而湿热郁结，则见白带异常，阴部痒痛，又月经量少，系冲任之脉不足而不育。

治则：先从脾肾经入手，清热利湿为主，调补冲任为辅。令气机畅达，生化有方，阴阳各经升降有序，清浊分明。后以温补脾肾之虚为主，益气补血而调冲任。

治疗

（1）针灸：三阴交（针用平补平泻，双），血海（拔罐，双），阴陵泉（针用平补平泻，双），筑宾（拔罐，双），行间（三棱针点刺出血，双）。隔日1次，连续3次。

（2）中药：墨旱莲20g，蛇床子10g，葫芦茶10g，忍冬藤20g，土茯苓20g。每日1剂，水煎服。

9月8日二诊：烦躁感减轻，白带豆腐渣样减少，痒痛平。舌质淡，苔白，脉细数。改方：①针灸：次髎（针用平补平泻，双），三阴交（针用平补平泻＋拔罐，双），足三里（针用平补平泻，双）。隔日1次，连续6次。②中药：葫芦茶12g，墨旱莲12g，土茯苓20g，覆盆子9g。每日1剂，水煎服。

10月10日三诊：白带已无豆腐渣样，无异味，痒痛诸症消失，月经30天为1个周期，行经3～5天，色红，已无血块。舌边尖红，苔白，脉细数。改方：①针灸：肾俞（针用平补平泻，双），脾俞（针用平补平泻，双），命门（艾条灸），三阴交（针用平补平泻，双），关元（针用平补平泻＋艾条灸）。隔日1次，连续15次。②人参归脾丸，早晚各1次，配合善后调理。

患者于2010年2月22日月经未至，经专科确诊为宫内早孕。3个月来，无不适反应。纳佳，寐可，二便正常。

按语：不孕症若因为先天或后天生理解剖方面原因，无法纠正而不能受孕者为绝对性不孕；若因非严重器质性病变，经调理可以受孕者为相对性不孕，相对不孕者才有治疗意义。本案患者缘由长期熬夜，嗜食糯米、肥肉等腻

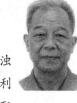

滞之品，致脾虚生湿，经络郁滞而成湿证。土湿木郁，浊气壅滞于下腹，冲任失调，发为不育。治疗时先予健脾利湿，阴陵泉为脾经合穴；筑宾为肾经、阴维脉交会处，配合肝经荥穴行间，以清利湿热，调畅气机；三阴交为足三阴经交会处，配合血海调理阴经气血；次髎疏通经气；足三里扶土之虚，以助功效。中药则从清利湿热入手。症状消后，予肾俞、脾俞、命门、关元，中药以人参归脾丸补脾肾之虚，益气补血，固冲任以调经。

本案患者的病证虽迁延日久，症状亦复杂多端，但以针药相合，从脾论治，先清后补，脾肾气充，生化有源，冲任调和，胞宫丰腴，自然得子。

特色病种的辨治特点和思路

治疗五官疾病的用穴特色和手法特点

1. 妙用风池　风池为足少阳胆经、阳维脉、阳跷脉的交会穴，为头面五官之要穴。腧穴所在，主治所在。足少阳胆经、阳维脉、阳跷脉均循行于头面，故可清头目、利官窍，临床可用于头目耳鼻喉疾患，如眩晕、头痛、面瘫、面痛、目赤肿痛、迎风流泪、鼻渊、衄衊、耳鸣、耳聋、失语、声嘶等。此外，本穴又为祛风之要穴，被誉为"风之池"。阳维主一身之表，治病苦寒热，故本穴有祛风解表之功，可用治外感表证，如头痛发热、热病汗不出、感冒、

黄鼎坚

鼻塞等；且穴居脑后项部，通过阳维、阳跷与风府、目系相连而入脑，有息风通络、醒脑调神之功，用于眩晕、失眠、中风、昏厥等。

黄鼎坚教授刺风池不拘于常法，与传统取穴定位及刺法有较大的区别。在长期的临床实践中，他发现临床时随病而针刺不同的点能取得更好的针感，每能气至病所，故能取得更好的疗效。先定中心点，命名为风池1穴。其定位在风府与耳垂的连线上，完骨与斜方肌正中的中点。外上角主治眼病，针感常能到达眼部，命名为风池2穴。内上角主治头痛，针感常能到达头顶，命名为风池3穴。外下角主治咽喉、声带病，针感多朝向咽喉，命名为风池4穴。风池2穴与风池4穴的中点主治鼻病，针感常能到达鼻部，命为风池6穴。

2. 巧配效穴　黄鼎坚教授常依病情配取相应的穴位，加强治疗作用。远端常取合谷，乃因"面口合谷收"。眼病可配光明、睛明，鼻病配迎香，耳病配翳风或听宫，口、唇、齿病配承浆或夹承浆，舌、咽喉、声带病配天容或天牖、廉泉，脾胃虚弱配足三里，肾虚配太溪，肝风内动配太冲。

3. 擅用慢速捻转进针法　黄鼎坚教授临床上常采用慢速捻转进针法，患者反应较好。常规消毒后，避开毛孔，将针轻轻接触在穴位皮肤上，稍加压力后以拇指左右均匀慢速捻转进入，捻转角度应小于15°，分3层深入，使每层均有相应的针感。采用慢速捻转进针法常能增加气至病所的概率，且具有无痛、安全、易感传、得气满意、疗效好等优点。

针灸治疗面瘫的疗效影响因素分析

针灸疗法是治疗面瘫的首选疗法，疗效确切，预后良好。1999年，黄鼎坚教授根据多年的临床经验和病例研究撰写了《针灸治疗面瘫效果分析及思考》一文。中西医对本病的治疗有很大的差异。中医治疗本病常针药并用。西医多用激素＋神经营养药＋抗病毒药。中医学认为，本病的治疗越早越好，一般半个月恢复，快者3～7天；西医学则认为，一般1～2个月可恢复，否则可能出现挛缩或倒错后遗。也有些人认为，不宜针灸刺激，尤其是急性水肿期。

黄鼎坚教授全面详尽地分析了影响面瘫针灸治疗效果的因素。

1. 与病位的关系 一般来说，病位高者疗效差，病位低者疗效好。

2. 与病程的关系 一般来说，针灸治疗面瘫越早越好，据较大样本统计资料分析，在发病两周内开始针刺治疗者痊愈率为77.2%，在发病2～4周内开始针刺治疗者痊愈率为51.8%，在发病1个月以上开始针刺治疗者痊愈率为4.5%。一般初起急性期内，病邪表浅，面部取穴宜少，手法宜轻，重点用颈项部和四肢的穴位，加面部灸法，有利于改善血液循环和消肿；恢复期可增加透刺及电针。

147

黄鼎坚

3. 与病情（轻重）的关系　面瘫有完全性和非完全性，轻证疗效好，重证疗效差。

4. 与病因病性的关系　面瘫病因多为风寒风热（肝胆湿热）。风寒型疗效好，临床观察所见与文献报道一致。

5. 与体质的关系　体质虚弱、免疫力低下者效果慢；反应敏感者针灸穴位常见明显红润，疗效好。

6. 与治法的关系　受累经筋轻重不同，并发症各异，其治法也应相异。疾病早期或合并有耳鸣耳聋者，加用风池、翳风等；合并有带状疱疹者，加用药线点灸；味觉缺失者，加用风府透哑门；面肌痉挛者，加用太冲；风寒型，阳白、攒竹、颊车等穴位重施温和灸；肝胆湿热，配用龙胆泻肝汤，加耳尖放血等；额纹消失者，加用梅花针、刺络拔罐；嗅觉受影响者，加用迎香透鼻通等。必要时初期配牵正散，后期用补阳还五汤加减。

7. 与刺激量的关系　一般采用短暂而兴奋性的刺激，捣、行手法结合，避免过重，强而长时间的刺激，则疗效好。

8. 与调护的关系　治疗过程强调避风寒，忌辛辣、发物，调情志，勤锻炼，患者若做到以上几点，则疗效好。

此外，针灸治疗面瘫尚与针灸手法、频率、针灸水平、疗程、频率、留针、时间等相关。

对面瘫诊断与治疗进行量化评价，并考虑治疗的社会因素，全面评价面瘫的治疗效果，较早地纳入循证医学的思想。①诊断和疗效进行量化的必要性：目前的疗效判断标准过于笼统、泛化，缺乏对症状、体征的精细检查，且其判断多通过目测，误差较大。②量化的可能性：实际上面瘫的检查可细化、客观化。如眉部活动可仅见内眉梢动，或到眉中部动，乃至外眉梢亦能动；还有幅度的不同，通过测量眼外眦－口角－耳根－眼外眦、眼裂、人中沟偏喎角度等，可获得相应的客观数据。③治疗的社会性：西医学已从传统医学模式转向社会－生物－医学模式。对疾病的治疗不仅要看疗效，还要考虑一些社会因素。这种社会性不仅包括心理等范畴，亦包括效价比、效次比、时效比、效痛比等。

针灸治疗中风的思路研究

中风是中老年人群中的多发病，以偏瘫、口喎、语謇为主要临床表现。根据病位深浅和病势缓急分为中经络与中脏腑。在西医学中，该病属于脑血管意外，有缺血性和出血性之分，就其临床表现来看，缺血性脑血管意外大多属于中经络范畴，出血性脑血管意外则多为中脏腑范畴。中医学认为，中风的发生主要是由于心、肝、肾三脏的阴阳失调，以致出现化火、动风、生痰、血瘀等病理现象，进而导致"血之与气，并走于上"。中风的致残率很高。中风偏瘫是针灸临床上的常见病，也是针灸公认的有效病种之一。

黄鼎坚教授在中风后遗偏瘫的诊治方面积累了丰富的经验，并在诊疗之余指导研究生完成了调督为主针法的中风治疗思路的规范研究——脑梗死针灸治疗方案的优选化研究，以神经功能缺损积分、胰岛素敏感指数为指标的多因素三个水平的正交设计研究。研究结果显示，从督脉、心经、肾经着手，针百会、人中、风府、后溪，以通督醒脑益肾；针内关、通里，以调心通络定神；阳陵泉为筋会，乃舒筋通络之要穴；太溪系肾经之原穴，可补肾生髓益脑。本课题的研究也发现了以调督为主的针刺组在治疗中风上优于头针组和阳明经为主组，一定程度上验证了调督为主针法的理论和研究思路。研究中发现，中风的治疗效果受诸多因素的影响。穴位、行针次数、留针时间是影响针灸治疗中风的主要因素，穴位的选择是最主要的影响因素，治疗方案选择调督为主的针法，行针两次，留针 60 分钟为佳。选穴的研究结果证实，在行针次数上，两次疗效优于 1 次和不行针，说明规律地增加刺激量能提高疗效；一般留针时间为 30 分钟，但本实验显示 60 分钟的留针时间优于 30 分钟。《灵枢·终始》云："久病者，邪气入深，刺此病者，深内而久留之。"本病虽为新发，但其实早已有其他宿疾，故而适度地延长留针时间可提高疗效。90 分钟的留针时间反而疗效差的原因可能是过长的时间使得患者不耐烦，从而导致疗效降低。在对胰岛素抵抗影响方面，32 号针具优于其他，可能是因为细针对患者的心理影响较小所致。因此，在临床和研究过程中不可忽视这些因素对其治疗或研究结果的影响。

本研究对针刺治疗中风的影响因素的研究起到了良好的示范作用。

针药结合治疗关节疾病

一、对关节病（炎）的认识

人体 206 块骨头，关节即骨与骨之连接部，由关节面、关节囊、关节腔三部分组成，关节周围由筋、腱、肌、皮所包绕。关节主管支撑运动，还有造血功能。其中活动幅度最大的是肩关节，其结构复杂；韧带最丰富的是膝关节；负重最大的是腰部、膝部的关节。

关节为病，系筋骨、皮肉、经脉受邪而引起的，以关节部酸胀疼痛及运动障碍为主要症状，多属外经筋结病变的痹病范畴。

（一）源流

《素问·举痛论》指出本病痛主因于寒，灶在经脉，重在气与血。《黄帝内经》称痹分肌肉筋骨疼痛麻木及脏腑机能障碍两类，或称外经病、内腑病。外经之痹者相当于今之关节炎之类，痛痹多急痛，着痹多重胀。《诸病源候论》云："其风湿气多而寒气少者，为风湿痹也。由气血虚，则受风湿，而成此病。"本病为古今常见病、多发病，轻则影响学习工作，重则影响生活、生命。

（二）病因病机

因体虚外感，多由卫气不固，风寒湿热邪乘虚而袭，留滞经络关节；或因素体湿盛（肥胖），聚湿生痰，湿蕴化热，热灼成瘀，痰瘀互结，凝滞关节；或因跌挫牵拉，强力撞击及病理性扭转等损伤关节。风、湿、寒、热、瘀、虚、损，所偏邪实为主。

（三）病候

症状（自觉）：瘀胀、沉重、疼痛、灼热、畏寒。

征候（他觉）：红、肿、热、冷、拘急、功能障碍、屈伸活动不利。

生化、影像等客观检查异常。

（四）类型

1. 中医学分类

（1）按病性特点分类

行痹：偏风，游走窜通。

着痹：偏湿，重胀疼痛。

痛痹：偏寒，剧痛怕冷。

热痹：偏热，灼热肿痛。

顽痹：隐痛乏力，僵直冷痛。

（2）按关节部位分类　以躯干、四肢关节具体部位痛为名的疾病。

2. 西医学分类

（1）按病因分类：感染性、代谢性、内分泌性、血清阴性、退行性。计11类，150种。

（2）按关节痛、关节炎的部位分类。

头：颞下颌关节紊乱综合征。

颈：颈部扭挫伤、颈椎病、颈部劳损、落枕。

肩：肩关节扭伤、肩关节周围炎、冈上肌炎、肱二头肌长头腱鞘炎。

肘：肱骨内上髁炎、肱骨外上髁炎。

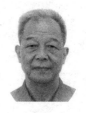

指腕：指关节损伤、腕关节损伤、腱鞘炎、腱鞘囊肿。

肋：非化脓性肋软骨炎。

胸：胸椎关节紊乱综合征。

腰：急性腰扭伤、慢性腰肌劳损、腰椎间盘突出症、腰椎骨质增生、坐骨神经痛、梨状肌损伤。

膝：膝关节退行性变、膝关节扭挫伤、外伤性膝关节炎。

足踝：踝关节扭挫伤、跟骨增生痛。

躯体、全身反应：风湿性关节炎、类风湿关节炎、痛风性关节炎、关节型过敏性紫癜、强直性脊柱炎等。

二、诊治

痹病是以肢体疼痛、麻木，关节屈伸不利等为主要表现的疾病，相当于风湿性关节炎、类风湿关节炎，以及其他由感染、变态反应、代谢障碍等因素引起的关节炎、风湿性关节炎、骨关节炎症等。

痹病初期病位多局限于关节、筋骨、经络，迁延日久，可痹阻脉络，影响脏腑，治疗以行痹通络为法，急性期、发作期以祛邪为主，静止期以调气血、补肝肾扶正为主。

（一）辨证论治

1. 风痹

主症：对称、游走性痛，变化不固定，乏力。

病位：躯干，尤其是四肢。

病因病机：平素卫虚，风寒外袭或复感，致使风寒湿侵袭经脉，气血痰瘀阻，不通则痛。

153

病性：风胜邪实。

对天气感应：风、寒、湿。

关节功能反应：活动不利。

形态：无明显异常。

舌脉：舌淡苔白，脉弦或滑。

治则：祛风除湿，散寒止痛。

方剂：防风汤加减。

2. 寒痹

主症：剧痛如刺，痛处固定不移，多对称或单关节。

病位：四肢，尤其是膝、腰。

病因病机：平素卫虚，寒袭肌表，经脉气血不荣，筋骨挛急，不通则痛。

病性：寒胜邪实。

对天气感应：风、寒。

关节功能反应：僵硬、活动受限，喜按喜温。

形态：僵硬、肤白。

舌脉：舌淡苔白，脉弦而紧。

治则：温经散寒。

方剂：乌头汤加减。

3. 湿痹

主症：沉重困胀，酸痛绵绵，甚或麻木，单侧或对称，痛处多固定。

病位：四肢，尤其是膝、踝。

病因病机：平素卫虚，感受风湿，湿邪留滞经脉关节，腠理闭阻不痛，不通则痛。

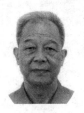

病性：湿胜邪实。

对天气感应：风、湿。

关节功能反应：肿胀不红，触按疼痛，活动不灵。

形态：肿胀、凉。

舌脉：苔白腻，脉滑缓。

治则：利湿通络，疏风散寒。

方剂：薏苡仁汤加减。

4. 热痹

主症：剧痛，对称性，烦热，心慌，汗出，乏力，日轻夜重。

病位：躯体、四肢。

病因病机：平素卫虚，时邪袭表，蕴郁化火，闭阻经络，留滞关节筋骨，不通则痛。

病性：邪胜而急易变。

对天气感应：风、热。

关节功能反应：痛不可屈伸，拒按，行动不便。

形态：红、肿、热。

舌脉：舌红少苔，脉浮数。

治则：清热祛风，胜湿通络。

方剂：白虎加桂枝汤加减。

5. 顽痹

主症：隐痛绵绵，日久不愈，时作时缓。

病位：脊柱，尤其是趾、指小关节。

病因病机：平素体虚，复感风寒湿邪或治疗失当，伤及气血，久病入络，或痰瘀互结，气血不荣，筋骨失养。

病性：气血两虚，虚实夹杂，伤及肝肾。

对天气感应：风、寒、湿、热。

关节功能反应：晨僵，活动开后欠灵活，易疲劳，乏力。

形态：关节僵硬，畸形。

舌脉：舌白少苔，脉沉细或无力。

治则：扶正祛邪。

方剂：身痛逐瘀汤合虎潜丸加减。

（二）方药举例

1. 按药物的功能分类

祛风类：羌活、独活、防风、僵蚕。

利湿类：薏苡仁、苍术、木瓜、海风藤。

温经类：桂枝、细辛、威灵仙、高良姜、川乌。

化痰类：胆南星、半夏、白芥子。

活血类：鸡血藤、当归、川芎、熟地黄。

化瘀类：桃仁、红花、乳香、没药、三七。

补气类：黄芪、千斤拔、大力王。

清热类：忍冬藤、黄柏、知母、络石藤。

理筋类：伸筋草。

温阳类：熟附子、肉桂、淫羊藿、鹿角霜、杜仲、狗脊。

通络类：地龙、路路通、乌梢蛇。

利节类：桑枝、桑寄生、松节、千年健、穿山甲。

2. 对症用药

上肢关节：片姜黄。

下肢关节：怀牛膝。

腰部：川续断、牛膝。

腰背部：杜仲、桑寄生。

膝部：牛膝、伸筋草。

病久：当归、黄芪、威灵仙、秦艽、鹿角胶、狗脊。

病剧：乳香、没药、蜈蚣、白花蛇。

寒胜：乌药、细辛、麻黄、附子、干姜。

湿胜：苍术、白术、薏苡仁、防己、木瓜、五加皮。

3. 外用药 川乌、草乌、细辛、当归尾、白芷、乳香、没药、红花酊剂，可外搽止痛。

枫荷桂、大风艾、豆豉姜、片姜黄、五色根、穿破石，可煎水外洗。

4. 组方 多针对证型选用各基本方；上肢或腰以上的痹病常选用蠲痹汤加减，下肢或腰以下的痹病常选用独活寄生汤加减。

（三）针灸举例

1. 选穴

（1）按局部、邻近主治功能选穴：以筋结、挛急、痛处为主。

（2）按整体主治功能选穴：①"体重节痛"取本经输穴，即阳经"木"穴，阴经"土"穴，如手阳明大肠经的三间、足阳明胃经的陷谷等。②脾主肌肉四肢、主运化，常取足太阴脾经及与其相表里的足阳明胃经的经穴，如阴陵泉、三阴交、足三里等。③三焦为水道之官，主气，化浊通涤，常取手少阳三焦经的原穴阳池、络穴外关等。

④肾主寒、主骨，常取肾俞。⑤肝主筋，常取肝俞。⑥心主血，常取内关。

（3）按特点、功用选穴：大椎、十宣泄热，八风、八邪、风池祛风，合谷、太冲止痛。膻中主气，膈俞主血，大杼主骨，绝骨主髓，太渊主脉，章门主脏，中脘主腑，阳陵泉主筋。下合穴治腑，背俞穴多治脏，募穴多治腑，郄穴多治急症。

2. 配方

基本方穴：①经结痛处："以痛为腧"。②本经输穴。③阳明经合穴：曲池、足三里。④三焦经原穴：阳池。

根据"经脉所过，主治所及""标本同治，表里配伍"的原则加减：①热胜：加大椎（三棱针点刺出血＋拔罐），膈俞（三棱针点刺出血＋拔罐），血海（拔罐），井穴（三棱针点刺出血），合谷（针用泻法）。②风胜：加阳陵泉（针用平补平泻＋艾条灸），风市（针用平补平泻），八风（针用平补平泻），八邪（针用平补平泻），太冲（针用平补平泻），合谷（针用平补平泻）。③湿胜：加阳陵泉（针用平补平泻＋艾条灸），神阙（拔罐＋艾条灸），商丘（针用平补平泻＋艾条灸）。④寒胜：加神阙（艾条灸），命门（艾条灸），关元（针用平补平泻＋艾条灸），肾俞（针用平补平泻＋艾条灸）。⑤诸虚顽痹：基本方加肝俞、脾俞、肾俞、关元俞、风池、大杼。

3. 基本手法　补法、泻法，补虚泻实，灵活而多样。

4. 调护　避寒保暖，多活动，饮食宜清淡，少酒浆。

三、体会

1. 中医防治宜遵循中医临证思维、方式。

2. 痹病宜早治疗，"异法方宜，杂合以治"。一是防变，对急性之热痹应及时治疗；二是防反复，对慢性痹病要坚持治疗；三是防残，须扶正、祛邪、动静结合。

3. 加强调护，避寒保暖，避邪于四时。

4. 针灸治疗痹病具有"简、便、廉、效"的特点，疗效较为确切，无止痛药物的副作用，是值得推广的一种适宜的医疗方法。

5. 重视影响效果的因素，一辨证，二手法，三时机，四调护。

妇科疾病的辨证治疗总纲

1. **注重穴位诊断** 黄鼎坚教授临证常将辨经、辨病、辨证相结合。他注重穴位诊断，认为穴位诊断对判断病位、病性及选经选穴治疗甚为重要。他发现妇科病往往在腰骶部有反应点，故在部位上重视腰骶部腧穴的检查。这是因为冲脉、任脉皆起于胞中，上循脊里，在腰骶、臀部与督脉、膀胱、肾经相交会。

2. **活用特殊穴位** 黄鼎坚教授治疗妇科疾病喜用承浆、十七椎、三阴交。承浆为任脉穴，治小腹急痛甚验。十七椎为经外奇穴，与冲脉、任脉、少阴脉、太阳脉交会，前对小腹部，可从阳治阴，能止崩固漏、调经止痛、利湿祛

黄鼎坚

瘀，主治腰腹痛、崩漏、月经不调等，为近部取穴之要穴。三阴交为三阴之交会穴，而足三阴与冲任会于中极、关元，故为远部治疗之要穴。

3. 巧用多种取穴 黄鼎坚教授取穴精而简，每病不过三五穴而收良效。临证每据病情巧用多种取穴法，他将远端取穴、近端取穴、随证取穴、随症取穴灵活巧用。崩漏灸隐白，白带多取环跳，肾虚配太溪，气虚伍足三里，血热泻血海，湿热刺次髎，小腹痛针承浆，两侧少腹痛针行间、归来，腰痛针手三里。近端多用腰骶部的穴位，一则为病变反应点；二则冲、任、督、膀胱、肾等经脉均行于腰骶部；三则可从阳引阴，阴病治阳；四则腰骶部较腹部针灸更安全、更方便。

4. 擅用慢速捻转针法 慢速捻转针法具有无痛、安全、易感传、得气满意、疗效好等优点。来针灸科就诊的妇科患者多有痛证，慢速捻转针法可以缓克急，以静制动，以阴治阳。腰腹部穴位多为求效而深刺，用慢速捻转针法更为安全，且感传好而能气至病所。

5. 妙用针药结合 妇科疾病患者多见湿热、瘀血、阴虚、血虚、血热。针灸治痛、止漏效佳而快，而中药清热、活血、固本甚好。两者结合，相得益彰。

6. 重视标本缓急 病有标本缓急，治有先后独标。妇科疾病多病程较久，缠绵不愈。临证尤要重视标本缓急。一般要先治其标，清热利湿，祛瘀止痛；然后调其本，补阴、益气、养血、强肾、健脾利湿、活血等；亦有标本兼治、治病求本等治法。临床应灵活掌握。

常用特色疗法

除毫针、艾灸疗法之外，黄鼎坚教授在临证中还经常采用一些简便有效的特色疗法。

指针疗法

一、概念

1. 定义　指针疗法又称点穴疗法，系以手指点按如针刺般刺激穴位，激发机体的自动调节功能，开发自身潜力，促进机体内外平衡，统一协调来防治疾病的一种医技疗法。

2. 源流　指按疗疾，源于古代。《素问·举痛论》曰："按之则热气至，热气至则痛止矣。"较确切的记载始见于晋代葛洪的《肘后备急方》："令爪其病人人中。"清代张振鋆的《厘正按摩要术》云："掐皮甲入，以掐代针。"即后传之"掐人中救急法"。民国时期孙秉彝、赵熙合编的《针灸传真》，近代朱琏的《新针灸学》均辟有专章论及。可谓继承发扬葛氏的掐人中法，使指针得以传播，尔后亦见专著出版。黄鼎坚教授于1978年编撰《点穴疗法》小册，经广西科学技术出版社、台湾渡假出版社有限公司先后10余次印刷出版发行，实用易行，受到欢迎。

二、特色与优势

1. 以指代针，非侵入破皮，无药物毒副作用，具自然疗法的优点。

2. 实用有效，可防可治，自我或助人疗疾保健，应用广泛。

3.安全、简便、易行，不需要特殊器具。

4.易学，便于掌握。

三、方法与要领

（一）操作方法

医者运用指端或指腹、掌根、肘尖，直接着力于特定部位（穴位），施以点（顶）、按（压）、掐（拿）、叩（击、拍），结合揉（搓）、推（捋）、拨（弹）手技。

1.点法 用中指、食指、拇指的指端点按穴位的方法，叫作点法或点压法；拇、食两指合钳形相对点压穴位的叫叩点法。本法多用于躯干各部位的穴位，常与拨法配合运用。

操作要领：术指端保持与穴位垂直，其他手指夹持或支撑于其末节指关节处，力气通过上臂、前臂到达指端，以每秒1～2次的频率，有节奏地一点（紧压下）一提（稍松指）。点时以臂力加压，提时稍放松减压。叩点法主要运用指、掌、腕部力量，按需要以前臂的力量相配合，每秒1～2次的频率，一点一松。总的要求，使患者产生酸、麻、胀、重（痛）感。

临床上根据用力的大小，可分为轻点、中点、重点三等。轻点为轻度刺激，施术时主要运用前臂力量；重点为重（强）度刺激，施术时主要运用上臂力量。叩点时，轻点运用指、掌、腕部的力量；中点和重点需以前臂和上臂的力量相配合。

2. **按法** 用拇指、食指、中指的指腹（端）深压穴位的方法，叫作按法或按压法；拇、食两指如钳形相对按压穴位的方法叫叩按法；按指循一定路线推移的方法叫循按法。按法为重刺激，多用于四肢或肌肉丰满部位的穴位，常与揉、按、拨法配合运用。

操作要领：用指腹按压时，术指伸直，末节指关节稍向后屈伸；用指端按压时，术指伸直，指端与穴位垂直，其他手指夹持或支撑于其末节指关节处。施术时运用臂力，使力气从臂部直贯指端，并逐渐增大压力。叩按法主要运用指、掌、腕部的力量，并以前臂和上臂的力量相配合。循按法，术指指腹（端）宜先涂少许食用油或凡士林、滑石粉等润滑剂，用力和运动速度要均匀，快慢适中，一般每秒移动 1～2cm。总的要求，使患者产生酸、麻、胀、重（痛）感。

3. **掐法** 用拇指、食指的指甲直接切压穴位的方法，叫作掐法或掐压法；拇、食两指相对掐压穴位的方法叫叩掐法；似鸡啄食样间断切压穴位的方法叫点掐法。掐法为强刺激，多用于较敏感的穴位。它的反应较强烈，适用于昏仆的急救、止痛等，常与按法配合使用。

操作要领：一手握住或托住施术局部，另一手除术指外，也尽可能夹持于穴位附近，以保持施术部位稳定，然后对准穴位掐压。一般运用指、掌、腕部的力量，如需要更重的刺激，可运用前臂和上臂的力量相配合。点掐以每秒 1～2 次的频率有节奏地一掐一松。总的要求，使患者产生酸、麻、胀、重（痛）感。

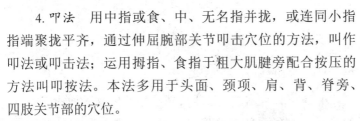

4. **叩法** 用中指或食、中、无名指并拢，或连同小指指端聚拢平齐，通过伸屈腕部关节叩击穴位的方法，叫作叩法或叩击法；运用拇指、食指于粗大肌腱旁配合按压的方法叫叩按法。本法多用于头面、颈项、肩、背、脊旁、四肢关节部的穴位。

操作要领：指端对准穴位，以腕关节伸屈运动产生的力量为主，指关节伸屈运动产生的力量为辅，如需要更强的刺激，则以肘关节伸屈运动产生的力量相配合，以每秒1～2次的频率有节奏地叩击。一般要求使局部产生酸胀感，并出现微红、发热。

5. **辅助手法**

（1）揉法：在按法的基础上，以腕关节运动为主，肘关节运动为辅，两者相配合做旋转动作，使穴位皮肤及其皮下组织与腕、指一同旋动的方法，叫作揉法或按揉法。指端按揉刺激较重，指腹按揉刺激较轻。本法多用于肌肉表浅部位。

（2）推法：在按法的基础上，结合向上、下或两旁推动挤压的方法，叫作推法。多用于肌肉丰满部位。

（3）拨法：在叩点、叩按法的基础上，结合向左、向右弹拨的方法，叫拨法。常与按揉法配合运用于筋腱较表浅部位。

（二）技法要领

1. 针对筋结或挛缩之形变组织反应物（或称阳性反应物），包括点状、网状、条索状硬结施术。

2. 以指着力，以腕为支点，肘臂配合，稳重而柔和地运力，使力深透肌肤。

3. 轻重缓急，随症加减。

四、适应证及禁忌证

1. 适应证　本法是基于中医经络腧穴理论而成的疗法。对运动、神经系统之经筋、关节诸病痛，及内科之眩晕、不寐、虚劳保健等有良好的作用，尤适用于晕厥、虚脱、抽筋的应急处理及小儿、体弱患者。

2. 禁忌证　婴幼儿囟门处、孕妇下腹禁用；感染部位、传染病及肿瘤患者不宜用。

五、应用举例

1. 闪腰案（急性腰扭伤）

A 氏，男，36 岁，2006 年 3 月初诊。

主诉：腰痛半天。

患者自述搬运重物不慎伤及腰部，当时只觉局部麻厚不利，逐渐动弹不得，弯腰转身时痛不可忍。

刻诊：患者靠两男士搀扶来诊，只能站立，不能坐及转身。查：腰脊正中触按痛，L2 ～ L4 脊旁偏左隆起，如条索样紧张，触痛（+++）。患者诉深呼吸时腰部扯痛。

诊为闪腰。系用力不当，棘上韧带偏离所致。

当即扶其趴于床上，以指叩拨双侧昆仑穴，顿时痛减，加刺双侧支正穴，针用泻法，万花油搽局部，加神灯照射30 分钟。治疗后痛缓，扶之起身，即时能自行走动。次日以局部照灯为主，治疗后能行下蹲动作，可正常使用腰力。

嘱卧硬板床，活动宜缓慢，幅度由小渐大。

按语：①指叩拨时，一要向外踝底发力，二是发力时要有节奏，每一拨使患者不自主地伸腰，也许借此时腰肌的弹力可使棘上韧带自行复位。②昆仑穴是足太阳膀胱经的穴位，有理气通络之功。穴、法配合而获成功。

2. 落枕案

患者，男，30岁，2009年4月初诊。

主诉：颈项强痛1天。

患者自述因睡觉体位不当，次日晨起觉脖子发僵，活动不利。时间久感到酸累，改变体位则疼痛不可忍，一般情况良好。

刻诊：患者斜着颈部用手扶住，以保持一定体位，就诊时表情痛苦，俯仰尚可，向左、向右顾时颈根绷紧扯痛，动则疼痛加剧，直冒汗，心发慌。查：颈根（相当于C6、C7斜方肌处）可触及指头大小隆起反应物，触痛（+++），肩外俞（++）。舌红苔白，脉弦紧。

诊为落枕。系寒袭经脉，气血瘀阻不畅，肌筋失养，挛急蜷缩所致。

因向左、向右顾时有障碍，当属太阳、少阳经脉瘀阻，局部揉按放松后加神灯照射，指按养老穴，有节奏地间歇刺激，配合颈部运动，幅度由小渐大，持续10分钟，痛缓。次日以局部轻揉放松加神灯照射为主，改刺外关穴。连续3日痛平，活动正常，告愈。

按语：①落枕，当一辨病位在何经，二审病性属寒属损。本案因寒袭经脉，气血瘀阻不畅，肌筋失养而挛急，故致落枕。②临证中，系寒袭经脉，正实邪实者，此法多取效。

药线点灸疗法

一、概念

1. 定义　药线点灸疗法，又称药线焠，系指将特制药线点燃端直接灸灼穴位来防治病痛的一种特色技法。

2. 源流　药线焠法同灯火焠、线香焠法均属于直接灸类。源于古代，始见于元代的《世医得效方》，清代赵学敏《本草纲目拾遗》一书所载的"蓬莱火"，对其配制的介绍更加明了。自古以来，该疗法在壮族民间广为流传，应用灵活，广大医者积累了丰富的实践经验。20世纪80年代中期，广西中医学院针灸教研室委派黄鼎坚教授率先收集、挖掘、验证、整理，最后编辑成册并大力推广，在区内外普遍应用，并流传影响到海外一些国家、地区。

二、特点和优势

1. 具有中医灸法的特色，属于自然疗法。

2. 药线选用壮族地区的草皮植物纤维（如常用苎麻），加工搓成线，过火去毛后，浸入芳香辛窜的中草药酊剂中制成。

3. 功效明显，适应证广。具有温经通痹、活络止痛、祛风止痒、散结化瘀、利湿消肿、强壮醒神的功效，能调治临床各科之寒、热、肿、痿、麻、痹诸证，还可用于养生保健、身体虚劳的调理。

4.疗法简便、实用，价廉。

5.易学，便于掌握与推广。

三、方法与要领

（一）点灸方法

拇指、食指端夹持药线，火上点燃一端，去火焰，当炭头正红时，食指背定点，拇指指腹前端将燃端似雀啄状瞬间快速、敏捷、果断地点（按）灼穴位皮表，一压火灭计1壮。临床根据病情确定灸量、壮数。

灸灼可致皮肤轻微烫伤，一般3～5天自然结痂脱落，不会遗留瘢痕而影响美观。虽不需特别处理，但务必讲究卫生，以免感染。

（二）取穴原则、要领

据壮医经验总结，不外"寒手、热背、肿在梅、痿肌、痛沿、麻络央，唯有痒疾抓长子，各疾施灸不离乡"。

寒手："寒"指寒证，以恶寒怕冷为主要症状；"手"指手部三阳经的穴位，如合谷、阳溪、阳池、外劳宫、后溪等。

热背："热"指热证，指身热、发热或急性炎症，如火眼（结膜炎）之类；"背"指背部、后头部、手足阳经的穴位，如大椎、风池、肩髃、风门、肩外俞、太阳及背八穴（膀胱经第1侧线的风门至大肠俞间4等分，相当于风门、膈俞、三焦俞、大肠俞，共8穴）。

肿在梅："肿"指肿块、肿胀之类的有形病证。"梅"指梅花穴，指肿处局部中心1点及四周4点，共5点，形如梅花。对疱疹、皮疹、皮癣等皮损部位，用梅花、葵花、莲花点状为穴点灸之。

痿肌：指肌痿无力、瘫痪之疾。取萎缩、萎软肌肉处的穴位。

痛沿：指诸痛证。一般取痛处及与之相关联的穴位。

麻络央："麻"指麻木不仁之知觉迟钝、障碍者，取感知缺失或减退的区域内的穴位治疗。对一些局部知觉过敏、脱毛或无汗的肌肤，亦常采用此法配穴。

痒疾抓长子：痒疾指瘙痒之证，如皮疹之类的皮肤病，应取最早瘙痒的部位或最先发的疹点给予灸疗。对疖、疮，如睑腺炎、淋巴结肿、痔疮之类，亦可根据此法选取疮、疖顶部（又称结顶、痔顶穴）、周围为穴点灸。

（三）常用的独穴奇方

1. 头面部

（1）下迎香穴

定位：鼻唇沟上，手阳明大肠经迎香穴稍外下方，在巨髎穴与口禾髎穴之间。

主治：外感鼻塞流涕、口㖞、鼻疾。

（2）鼻通穴

定位：鼻梁部，平足阳明胃经的四白穴，鼻背两旁凹陷处，当指尖轻按鼻骨发酸处。

主治：鼻塞、鼻炎。

（3）启闭穴

定位：上唇部，任脉人中穴旁开，当手阳明大肠经口禾髎穴直下与上唇边交界处。

主治：口蜗、口噤、小儿惊风。

（4）东风穴

定位：下颌部，正当颌下淋巴结触按部。

主治：扁桃体炎、咽喉痛。

（5）新设穴

定位：颈部大筋旁，足少阳胆经的风池穴直下与第4颈椎水平线交界处。

主治：颈项痛、颈椎病。

2. 胸腹部

（1）止吐穴

定位：胸部，任脉的鸠尾穴与膻中穴连线的中点。

主治：呃逆上气、呕吐、噎膈。

（2）四注穴

定位：肚脐周围，即以神阙为中心，上下左右一横指许，相当于任脉的水分穴、阴交穴及足阳明胃经的天枢穴。

主治：胃肠病变，如肠鸣腹泻、消化不良及胃肠功能紊乱等。

（3）下关元

定位：小腹部脐下约3.5寸，当任脉关元穴下0.5寸，又名止泻穴。

主治：腹痛、泄泻、呃逆、气喘、痛经、阳痿、梦游。

（4）膀胱三穴

定位：下腹部，当膀胱底线上缘的左、中、右3点。

主治：癃闭、小便不利、遗尿。

（5）癃闭穴

定位：腰骶部，正当督脉长强穴上方凹陷处。

主治：癃闭、小便不利、遗尿。

3.四肢部

（1）关常穴

定位：统指关节局部邻近痛处诸穴，如肩之肩髎、肩髃，膝之膝眼、膝阳关等。

主治：相应关节的肿胀痹痛、活动不利。

（2）肘凹穴

定位：于肘后鹰嘴尖后的凹陷处，相当于手少阳三焦经之天井、清冷渊处。

主治：肘关节痛、急症。

（3）肩前穴

定位：三角肌上缘，肩前部垂臂时，正当腋前横纹顶端与足阳明大肠经的肩髃穴连线中点。

主治：肩痛、举臂不利。

（4）臂痛穴

定位：三角肌外侧缘中点。

主治：肩膊痹痛、酸累、弱视。

（5）外鱼际穴

定位：指背，第1指掌关节处，即第1指本节，当跷起大拇指本节之凹陷处。

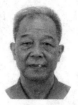

主治：往来寒热、疟疾。

（6）食背穴

定位：指背，第2指掌关节处，即第2指本节处。

主治：胃痛、泄泻、消化不良。

（7）食魁穴

定位：指背，食指次节的中点。

主治：偏头痛。

（8）中背穴

定位：指背，中指本节的中点。

主治：颠顶痛。

（9）中魁穴

定位：指背，中指次节的中点。

主治：头痛、呃逆、呕吐。

（10）环魁穴

定位：指背，无名指次节的中点。

主治：后头痛。

（11）外劳宫穴

定位：手背，当第2、3掌骨间，与手厥阴心包经的劳宫穴相对应，又名落枕穴。

主治：落枕、头项强痛。

（12）拇宣穴

定位：两拇指指甲根部内角，相当于手太阴肺经的少商穴。

主治：小儿惊风、急症。

（13）燕口穴

定位：拇指端，当两拇指指腹相合，指端缝隙处。

主治：癫狂、神经衰弱、精神呆滞。

4.十六路总火攻穴组

主治：痧胀、夹色症（据民间所指，男子房事后表现为头痛欲裂、困胀欲裹、周身烦疼、但热无汗、腰重如折、肢惰无力、口腻少饮等一派证候）。

（1）经穴：攒竹穴、头维穴、中冲穴、风池穴。

（2）奇穴

1）翼唇穴

定位：上唇鼻翼外缘直下与上唇边缘交点的中点。

主治：口噤、急症。

2）甲角穴

定位：足大趾爪甲内上角处，相当于足太阴脾经的隐白穴。

主治：急症、止痉。

3）肘凹穴：见前述。

4）背八穴

定位：从足太阳膀胱经风门穴至大肠俞连线，平均分为4等分，每相交处，左、右共计8穴。

主治：头重、背楚、身困、肢惰、节痛之痧胀。

四、注意事项

1.讲究疗程时机。一般15～20次为1个疗程，急性3～7次，慢性15～20次，每日1次，每次每穴3壮。连续2～3个疗程。

2.注意灸处卫生。每次灸皮肤表面会有轻微灼伤，反复灸而不会留下瘢痕，但灸后应防止感染。

3. 避免过敏。皮肤嫩薄，如小孩及颜面处慎用，脓点溃疡面忌直接点灸。

4. 灸治期间饮食宜清淡，忌食用发物或煎炒厚味之物。

五、应用举例

1. 头痛案

聂某，女，40岁，2008年5月31日初诊。

主诉：感冒后持续头痛数月余。

患者述因伤寒感冒，出现发热、恶寒、身痛，经药物治疗后热退身凉，但清晨鼻塞，当风前额刺痛时发，又在当地做抗菌消炎处理，口服、输液仍未见效，伴见易汗出，畏寒，口淡，纳欠馨，口不渴，大便2～3日一解。

刻诊：表情痛苦，面色青白，舌淡红，苔白，脉紧而缓。风池、印堂、攒竹、后顶喜按压。第2掌骨诊察：头颈部压痛（+）。

诊为外感余邪未清，寒邪留滞经络，治以温经散寒。

针刺风池、风门、合谷，留针30分钟后，加药线点灸风池、大椎、风门、头维、曲鬓、耳门、印堂、攒竹、合谷各3壮。

术罢，患者顿觉头目轻松，疼痛大减。次日来诊，诉头痛、鼻塞全无，精神转振。

按语：黄鼎坚教授认为，此案关键在辨证得当，寒邪在表不散，当灸不让。更激发诸穴达到通经、祛风、散寒的目的，共奏即效之功。

175

2. 睑腺炎案

黄某，男，军官，40 岁，2008 年 4 月初诊。

主诉：左眼睑痒痛 3 天，伴目涩流泪，头微痛，口苦，劳累伤神。

刻诊：不时用手搓捂左眼，述眼边痒痛难忍。查看其左眼下睑缘内 1/3 处长一米头大小的疹子，顶尖，边缘红肿且突出少许，目眦红，流泪。脉有力略数，舌边尖红，苔白微黄。

诊为睑腺炎。即按壮医药线点灸疖顶、合谷、耳尖、风池各 3 壮，一阵泪涕后，顿感痒平痛止。次日红肿退，疾自平而愈。

按语：①本患者此病曾两次发作，第 1 次是 2004 年，用药线点灸 1 次而愈，本次亦 1 次而平，经两个月随访，无反复。②药线点灸主要是散结祛风，对疮疖初起作用显著，即局部麻痒痛时，在疮疖顶尖给予介入，是点灸的最好时机。类如青春痘、小疖肿均可参考应用。一旦灌脓发炎就不可用。

埋线疗法

一、概念

1. 定义　埋线疗法，也称穴位埋线疗法、穴位埋藏疗法等，是在中医理论的指导下，将特制的线植入机体特定部位（穴位），以激发经络气血、协调机体的功能，起到防

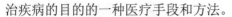

治疾病的目的的一种医疗手段和方法。

2. 源流　穴位埋线疗法古书中尚未见记载，但施术部位和运用的手段与方法和古代针灸疗法一脉相承，是 20 世纪 50 年代以来人们在长期临床实践中按照经络原理发展起来的一种现代针灸疗法。其治疗方法是在穴位皮下组织和肌肉给予针刺的刺激，结合传统针刺的留针、置针（埋针）法，给经穴持久有效的刺激。人们先是用手术切开缝合的方法，将兔脑垂体穴位埋藏治疗气管炎，或将药物进行穴位埋藏治疗癫痫，均有一定的疗效，但此法术后 3 天左右还要拆线，不便于操作且不易为患者接受。通过不断的临床实践，人们发现使用羊肠线可以解决这一难题，羊肠线作为一种普遍易得、便于植入的异体蛋白刺激物，可便于放入针头中植入皮下。20 世纪 60 ～ 70 年代以来应用更为广泛，70 年代由上海中医学院（现上海中医药大学）主编的《针灸学》教材中有专篇论述，此法逐步形成了现代针灸学的新疗法。详参黄鼎坚教授的《穴位埋线疗法》（1999 年广西科学技术出版社出版）。

二、特色与优势

1. 穴位埋线疗法集针刺、腧穴、"线"的功能于一体，对穴位产生长而持久的刺激作用，对慢性、顽固性的疑难杂症（如哮喘、癫痫、肥胖、闭经等）有较好的疗效。

2. 除穴位刺激外，羊肠线异体蛋白刺激可对机体的代谢进行调节，体内肌肉合成代谢升高，分解代谢降低，肌蛋白、糖类合成增高，乳酸、肌酸分解降低，从而提高了

177

肌肉的营养和代谢。羊肠线的刺激作用还能提高机体免疫力，增强抗病能力，并能改善血液循环。羊肠线经过药物处理，还可作为药物的载体植入，起到药物对穴位的调整作用。

3. 安全，简便，易学，便于掌握。

三、方法与要领、注意事项

1. 器材和穴位选择

（1）器材：皮肤消毒用品、洞巾、注射器、镊子、埋线针或经改制的 12 号腰椎穿刺针（将针芯前端磨平）或 8 号注射针头、持针器、0～1 号铬制羊肠线，羊肠线剪成 0.5cm、1cm、1.5cm、2cm 的长度，置于 75% 的酒精中浸泡备用。此外，还有 0.5%～1% 的盐酸普鲁卡因、剪刀、敷料等。埋线针是坚韧特制的金属钩针，长约 12～15cm，针尖呈三角形，底部有一缺口。如用切开法需备尖头手术刀片、手术刀柄、三角缝针等。

（2）穴位选择：埋线多选肌肉比较丰满部位的穴位，以背腰部及腹部穴位最常用。如哮喘取肺俞，胃病取脾俞、胃俞、中脘，癫痫取腰奇、丰隆，月经不调选三阴交等。选穴原则与针刺疗法相同，但取穴要精简，每次埋线根据病情可 4～30 穴不等，不同穴位可每隔 2～7 天 1 次，同一部位可间隔 2～4 周治疗 1 次。

2. 操作方法

（1）穿刺针埋线法：常规消毒局部皮肤，镊取一段 1～2cm 长且已消毒的羊肠线，放置在腰椎穿刺针针管的

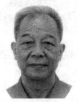

前端，后接针芯，左手拇、食指绷紧或捏起进针部位皮肤，右手持针，刺入到所需的深度；当出现针感后，边推针芯，边退针管，将羊肠线埋植在穴位的皮下组织或肌层内，针孔处覆盖消毒纱布。此法为目前最常用的操作方法。此外，也可用 8 号注射针针头作套管，28 号 2 寸长的毫针剪去针尖作针芯，将 00 号羊肠线 1～1.5cm 放入针头内埋入穴位，操作方法如上。

用特制的埋线针埋线时，局部皮肤消毒后，用 0.5%～1% 的盐酸普鲁卡因做浸润麻醉，剪取羊肠线一段（一般约 1cm 长），套在埋线针尖的缺口上，两端用血管钳夹住。右手持针，左手持钳，针尖缺口向下以 15°～40° 刺入，当针头缺口进入皮内后，左手即将血管钳松开，右手持续进针，直至羊肠线头完全埋入皮下，再进针 0.5cm，随后把针退出，用棉球或纱布压迫针孔片刻，再用纱布敷盖以保护创口。

（2）三角针埋线法：在距离穴位两侧 1～2cm 处，用甲紫做进出针点的标记。皮肤消毒后，在标记处用 0.5%～1% 的盐酸普鲁卡因做皮内麻醉，用持针器夹住带羊肠线的皮肤缝合针，从一侧局麻点刺入，穿过穴位下方的皮下组织或肌层，从对侧局麻点穿出，捏起两针孔之间的皮肤，紧贴皮肤剪断两端线头，放松皮肤，轻轻揉按局部，使羊肠线完全埋入皮下组织内，敷盖纱布 3～5 天。

（3）切开埋线法：在选定的穴位上用 0.5% 的盐酸普鲁卡因做浸润麻醉，用刀尖刺开皮肤 0.5～1cm，先将血管钳探到穴位深处，经过浅筋膜达肌层探找敏感点，按摩数秒钟，休息 1～2 分钟，然后用 0.5～1cm 长的羊肠线 4～5 根埋于肌层内。羊肠线不能埋在脂肪层或过浅，以防不易吸收或感染。切口处用丝线缝合，盖上消毒纱布，5～7 天后拆去丝线。

3. 注意事项

（1）严格无菌操作，防止感染。三角针埋线时操作要轻、准，防止断针。

（2）埋线最好埋在皮下组织与肌肉之间，肌肉丰满的地方可埋入肌层，羊肠线不可暴露在皮肤外面，以利充分吸收和避免感染。

（3）根据不同部位掌握不同的埋线深度，不要伤及内脏、大血管和神经干（不要直接结扎神经和血管），以免造成功能障碍和疼痛。

（4）皮肤局部有感染或有溃疡时不宜埋线。肺结核活动期、骨结核、严重心脏病或妊娠期等均不宜使用本法。

（5）羊肠线用剩后，可浸泡在 75% 的酒精中，或用苯扎溴铵处理，临用时再用生理盐水浸泡。

（6）在一个穴位上做多次治疗时应偏离前次治疗的部位。

（7）注意术后反应，有异常现象应及时处理：①正常反应：由于刺激损伤及羊肠线刺激，在 1～5 天内，局部会出现红、肿、热、痛等无菌性炎症反应。少数病例反应较重，切口处有少量渗出液，亦属正常现象，一般不需要处理。若渗液较多而凸出皮肤表面时，可将乳白色渗液挤出，用 75% 的酒精棉球擦去，覆盖消毒纱布。施术后患肢局部

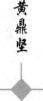

温度也会升高，可持续 3 ～ 7 天。少数患者可有全身反应，埋线后 4 ～ 24 小时内体温上升，一般在 38℃左右，局部无感染现象，持续 2 ～ 4 天后体温恢复正常。埋线后还可有白细胞总数及多形核中性粒细胞计数的增高现象，应注意观察。②异常反应：少数患者因治疗中的无菌操作不严或伤口保护不好造成感染，一般在治疗后 3 ～ 4 天出现局部红肿，疼痛加剧，并可伴有发热，应予局部热敷及抗感染处理。个别患者由于对羊肠线过敏，治疗后出现局部红肿、瘙痒、发热等反应，甚至切口处脂肪液化，羊肠线溢出，应适当做抗过敏处理。神经损伤，如感觉神经损伤，会出现神经分布区皮肤感觉障碍；运动神经损伤，会出现神经支配的肌肉群瘫痪；坐骨神经、腓神经损伤，会引起足下垂和足大趾不能背屈。若发生上述现象，应及时抽出羊肠线，并予适当处理。

四、适应证及禁忌证

1. 适应证

（1）各种疼痛性疾病：神经性疼痛，如头痛、偏头痛、三叉神经痛、肋间神经痛、带状疱疹、坐骨神经痛，以及急、慢性腰背肌劳损所致的疼痛等。

（2）各种功能紊乱性疾病：眩晕、舞蹈症、心律不齐、高血压、多汗、胃肠功能紊乱、神经衰弱、失眠、功能性子宫出血、月经不调、阳痿、遗精、性功能紊乱、不孕症、癔症、癫痫、精神分裂症、眼面肌痉挛、遗尿、营养不良及咽喉异常感等。

（3）各种慢性疾病：慢性支气管炎、支气管哮喘、慢性胃炎、胃及十二指肠溃疡、慢性肠炎、慢性肝炎、中风偏瘫、脊髓灰质炎后遗症、风湿性关节炎、骨质增生性关节炎、强直性脊柱炎、慢性荨麻疹、银屑病、神经性皮炎、慢性鼻炎、视神经萎缩、中心性视网膜炎等。

2. 禁忌证

（1）5 岁以下儿童患者禁用或慎用埋线。

（2）晕针者不宜埋线。

（3）严重心脏病患者不宜使用，如必要时不宜强刺激和肠线过长。

（4）妇女有习惯性流产者及孕妇应禁用，月经期应慎用。

（5）肺结核活动期、骨结核者不宜使用。

五、应用举例

1. 闭经案

患者，女，36 岁。

主诉：人工流产术后停经 3 个月，伴有小腹胀痛，烦躁失眠。舌质红，苔薄白，脉弦细。

诊断：闭经（气滞血瘀）。

治则：活血化瘀。

埋线处方：三阴交（双），次髎（双），植入 1.5cm 的 0/3 号羊肠线。

治疗经过：患者告知第 2 日中午月经来潮。此后月经正常，每月 1 次。

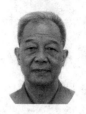

2. 单纯性肥胖案

患者，女，38 岁。

主诉：近 1 年体重增加显著。

患者在办公室工作，平素活动少，进食正常，每日 3 两，无特殊嗜好。寐可，大便 1～2 日一行，月经量少，色黯。舌质淡，有齿印，脉濡。查：体重 71kg，身高 165cm，体重指数 26（Ⅰ 度肥胖），腰围 73cm。

诊断：单纯性肥胖（脾虚痰阻）。

埋线处方：①中脘、天枢、水分、阴交、曲池、足三里、风市。②大横、梁丘、水道、四满、手三里、四渎、上巨虚。③腹结、带脉、气穴、关元、髀关、下巨虚、臂臑。④胃俞、膈俞、三焦俞、大肠俞、殷门、承扶。

治疗经过：上述穴位交替埋线，每次 1～2 组，植入 1～1.5cm 羊肠线。3 日 1 次，每月 4～5 次，月经来潮时暂停治疗。第 1 个月埋线 4 次，体重下降 4kg；第 2 个月埋线 5 次，体重下降 5kg；第 3 个月埋线 3 次，体重下降 4kg。3 个月体重共下降 13kg，体重指数 21.3（属正常范围），腰围 63cm。

挑针疗法

一、概念

1. 定义　挑针疗法是使用带钩针在人体皮部相关部位

或穴位沿一定方向迅速、敏捷地连续挑刺，使皮肤微微出血，流出组织液或将白色的皮下纤维组织挑断的一种外治方法，通过对人体皮部、络脉挑治，刺激神经、释放毒素、疏通气血、活血化瘀而达到治疗目的。

2. 源流　挑针疗法，多在民间流传。《灵枢·官针》中早有类似疗法，如锋针的记载，书中云："病在经络痼痹者，取以锋针。"清代郭右陶的《痧胀玉衡》较详细地总结了挑、刮、放血的方法，之后吴尚先的《理瀹骈文》又加以收集、整理而流传至今。纵观古法刺法，如"经刺""络刺"用于治疗气血瘀滞不通之硬结、压痛、络脉等，与挑针疗法中将皮肤或皮下反应点作为治疗点的方法是一致的。

二、特色与优势

1. 挑针疗法挑治表浅，出血少，创伤小，疗程短，对顽固性疾病有特效。

2. 安全，简便，易学，便于掌握。

三、方法与要领

1. 器材和穴位选择

（1）器材：钩状挑治针，也可用三棱针、圆利针、大号注射针头代替。此外，还有消毒用品、酒精棉球、碘伏和碘伏棉球、敷料、胶布等。

（2）穴位选择：挑刺疗法必须按照脏腑经络辨证，明确病位、诊断，确定治则和治法，选取相应的穴位和部位。

以背俞穴、夹脊穴为主作定点挑治：背俞穴是脏腑

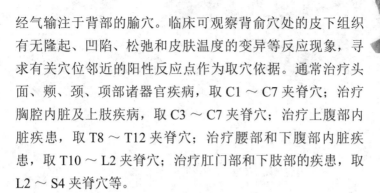

经气输注于背部的腧穴。临床可观察背俞穴处的皮下组织有无隆起、凹陷、松弛和皮肤温度的变异等反应现象，寻求有关穴位邻近的阳性反应点作为取穴依据。通常治疗头面、颊、颈、项部诸器官疾病，取 C1～C7 夹脊穴；治疗胸腔内脏及上肢疾病，取 C3～C7 夹脊穴；治疗上腹部内脏疾患，取 T8～T12 夹脊穴；治疗腰部和下腹部内脏疾患，取 T10～L2 夹脊穴；治疗肛门部和下肢部的疾患，取 L2～S4 夹脊穴等。

以痛为输找痛点挑刺：在病变体表局部区域内，找最明显的压痛点进行挑刺，如肩痛多在肩胛冈上的表面和三角肌的前缘等处找到痛点，腿痛多在腰骶关节表面找到痛点。此外，还可选用某些疾病在体表相关部位出现的反应点，如结节、疹点等。疹点的特征是似丘疹，稍突出于皮肤，似针帽大小，多为灰白色或暗红色，棕褐色或浅红色，压之不褪色。疳积，则选食指、中指、无名指、小指近掌心处指节腹面正中；减肥，多挑腹部脐周经穴。选点时要注意与痣、毛囊炎、色素斑相鉴别。找点困难时，可用手摩擦相应部位皮肤后再进行寻找。根据疾病的部位与脊髓神经节段分布选点挑刺。

以上选穴方法，可单独应用，亦可综合选定穴位或部位进行挑治。

2. 操作方法　有挑筋法（以挑断皮层纤维为主）、挑络法（在挑筋的基础上，令其出黄液或血为度）、挑湿法（专挑出皮下脂肪，又称为挑疳积法）等。

3. 操作要领　操作时先常规消毒，将针尖置于挑点中

黄鼎坚

心处，慢慢加压，横向刺入穴位皮肤，左手稍加固定，右手顺应指腕弹力挑破皮肤，挑破约 0.2 ～ 0.3cm，把针尖连皮挑高一点，提高针体做左右摆动，然后反复将皮层白色纤维组织拉断挑尽。术后碘伏消毒，或加生姜片，再敷上无菌纱布，胶布固定。对惧怕疼痛的患者，可先用 1% 的利多卡因 0.5mL 打一皮丘，再行挑治。

四、适应证及注意事项

1. 适应证

（1）各种疼痛：头痛、胸痛、肋间神经痛、上下肢风湿痛、肌肉麻痹、关节痛、胃肠痉挛及神经痛。

（2）各种急、慢性感染：热病、感冒、咽喉炎、扁桃体炎、结膜炎、小儿抽搐、急慢性胃肠炎、胃及十二指肠溃疡、膀胱炎。

（3）各种慢性疾病：疳积、失眠、荨麻疹、小儿麻痹后遗症、中风后遗症、失眠、月经不调、甲状腺功能亢进症、癫痫。

2. 注意事项

（1）术中注意无菌操作，嘱患者注意保持局部清洁，防止感染。

（2）挑治当日，创口禁用水洗，挑治后注意休息，不吃刺激性食物。

（3）孕妇、严重心脏病、有出血倾向的患者及急腹症者慎用或不用。

五、应用举例

1. 气瘿案

患者，女，50 岁。

主诉：颈前肿物 1 个月。

患处无疼痛，不影响进食，偶有汗出、失眠，无心悸、手抖。查：左甲状腺处有一 2cm×3cm 的肿块，质中等，无压痛。舌质淡，有齿印，苔白，脉濡。B 超检查：左甲状腺内多个混合性、实质回声团，较大的 2cm×1.4cm。血生化检查：T_3、T_4、TSH 属正常范围。

诊断：气瘿（单纯性结节性甲状腺腺瘤）。

治则：行气化痰。

治疗经过：在患者左侧锁骨上窝囊肿附近找到一红色丘疹，比针眼稍大，局部消毒，用挑针刺破皮肤，从针口进入挑出白色纤维，拉出挑断，反复进行，至纤维挑净，局部碘伏消毒。4 周后复诊，局部已无结节，1 次治愈。

2. 痹病案

患者，男，68 岁。

主诉：腰腿痛 10 年，伴右大腿外侧麻痛，遇寒则剧，腰部活动不便。

患者曾因腰椎间盘突出症行 L3～L4 腰椎间盘摘除手术。经过针灸、拔罐治疗，腰腿痛明显好转，但大腿外侧麻痛仍存在，固定不移。纳可，寐欠安，二便正常。查：双直腿抬高试验正常，"4 字征"正常，腰部前弯 60°、后仰 20°、侧弯 30°。舌质暗，苔白腻，脉弦滑。

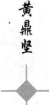

诊断：痹病（气血瘀滞）。

治疗经过：在右大腿外侧寻找反应点，在风市上方找到一硬结点，患处压痛明显，消毒后用带钩挑针刺入皮下，并在皮下行扫扇法摆动挑针，挑断皮下纤维，出针后局部碘伏消毒，1次治愈。

安全留针

一、概念

1. 定义　安全留针又名皮内针针法，是指将特制针具刺入要留针的穴位肌肤内的一种针刺医疗方法，是古代"静以久留"针法的发展。其通过给皮部以弱而长时间的刺激，以调整经络脏腑功能，达到防治病痛的目的。本法属于浮刺一族。

2. 针具　身长 0.2 ～ 10mm 不等，直径 0.28 ～ 0.3mm，不锈钢制作。针尖圆而利，针柄与针身成一直线，针柄轻粗而形如麦粒者称颗粒型，多用于横刺。另有形如环状，针柄与针身垂直者称揿钉型，多用于直刺，留置后加贴胶布，以安全固定。

二、特色与优势

1. 与毫针针刺疗法同具自然疗法的优势。

2. 尤适用于治疗某些需要久留针的慢性顽固性疾患和经常发作的疼痛性疾病，如面痛（三叉神经痛）、头痛、牙

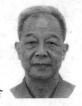

痛、胃痛、痛经、关节痛及遗尿、不寐、月经不调。

3. 皮内安全留置针法，一可较长时间刺激；二可配合功能运动，观察效果；三可巩固疗效，卫生安全。

三、方法与要领

1. 横刺法　用镊子夹持针柄，针尖以15°刺入皮内，与经脉肌肉走向横行，平刺入0.5～1cm，然后用卫生胶布正反面固定穴外针柄部分，一般正面胶布要覆盖针身，以保安全。常选颗粒型或0.5～1寸短毫针。多用于四肢及躯干部穴位。

2. 直刺法　用镊子夹持环形针圈，将针尖垂直揿入皮内，然后外加卫生胶布覆盖固定环形柄即可。常选揿钉型针，多用于面部、耳部穴位。

留置时间的长短，一据病情，二看季节冷热而定，几小时至几天不等，但每隔2～3小时需自行按压并不间断刺激，以巩固效果。同时注意术前、术后的卫生，避免感染。化脓感染及溃疡处禁用。

四、理论与实践应用

1. 理论　基于中医基础、经络脏腑学说。

2. 应用举例　先师朱琏、李任源先生擅长运用此法，常用于治疗三叉神经痛、面肌抽搐诸病证，可收到立竿见影之效。

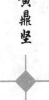

太极针法

一、概念

1. 定义　太极针法是指一手提捏固定，一手持针刺入，再双手配合加以挤捏，令气血调和来防治疾病的方法。太，大也；极，顶也。顾名思义，意指十分高贵、完美，为不可多得的独特针法。

2. 针具　普通毫针，一般为 28 号，直径为 0.38cm。长短视具体部位而定，一般 1 ～ 2.5 寸，即 25 ～ 65mm。

3. 特点　直接刺入不留针，出针立即挤捏令气血通畅，是一种良性刺激。本法属毫针刺一族，自然疗法系列。

4. 源流　据查，太极针法系广西壮族自治区中医医院民间科已故李才魁先生所传。本法原散于民间，流传于广西少数民族地区，后因中医政策的落实，民间技艺获得新生。本法经李才魁先生于临证时口传身授，惠及广大患者而颇受欢迎。为使本法发扬光大，黄鼎坚教授经多年反复实践并参考经络腧穴定位，将其整理完备，以便与同行共同探讨。

二、太极针法及临床应用

（一）针法程序

定位→局部皮肤常规消毒→辅手拇、食指将穴位处肌肤提起，固定并充分暴露→刺手拇、食指持针柄，中指指腹扶持针身→将针尖稳、准、快、轻巧地直接刺入穴位→

达预定深度后，或令有酸胀感，即反复提插以取气→立即出针→紧接两手拇、食指配合挤捏，令周围肌肤红润或以针孔微出血为度。

（二）针法要领

1. 选穴定位宜准，提捏着力要实，提插轻巧当快，务必得气为度。

2. 法分补泻。提捏、揉挤肌肤宽且厚，只求红润为补；紧挤出血为泻。

（三）刺激部位（穴位）

1. 头颈部（简称头颈二穴）

（1）颈后穴

定位：后发际正中直下一横指，相当于督脉风府、哑门穴之下。单穴。

主治：头风、头痛、头项强痛、不可回顾、脊强反折。

（2）筋旁穴

定位：平颈后穴两大筋旁外侧，相当于足太阳膀胱经的天柱穴。左右各 1 穴。

主治：头痛项强或颈软无力、鼻塞、咽喉肿痛、肩背痛。

2. 肩胛部（简称肩胛四穴）

（1）颈后高骨

定位：颈后高骨下平肩，相当于督脉的大椎穴。单穴。

主治：颈项强硬、角弓反张、肩颈牵痛及外感恶寒发热、风疹、肺胀喘咳、惊风癫狂。

（2）高骨旁点

黄鼎坚

定位：平大椎穴旁开2寸许，相当于手太阳小肠经的肩中俞。左右各1穴。

主治：以局部病证为主，肩痹疼痛、颈项酸累、外感身热、背部酸楚、咳嗽、目不明、偏头痛。

（3）肩胛窝点

定位：肩胛冈下窝中央，约在肩胛冈下缘与肩胛下角尖之间的上1/3折点处，相当于手太阳小肠经的天宗穴。左右各1穴。

主治：肩胛疼痛、肩膊沉重、肘臂外侧痛、项痛、胸痛引背、气喘、乳痈。

（4）肩胛缘点

定位：肩胛内缘中点，相当于足太阳膀胱经的厥阴俞穴，即第4胸椎棘突下旁开1.5寸处。左右各1穴。

主治：肩背酸累疼痛、心悸、胸痛烦闷、失眠。

3.胸部（简称胸三穴）

（1）将台

定位：胸骨柄上，锁骨上窝直下平第2肋处，相当于任脉的璇玑穴。单穴。

主治：胸痛、咳喘、咽下不利。

（2）天平

定位：前胸，乳中线平第2肋间处，相当于足阳明胃经的库房穴。左右各1穴。

主治：胸胁胀痛、乳痈、乳癖、咳喘。

（3）膻中

定位：胸骨柄上，正当4、5肋间，两乳头连线的中点。

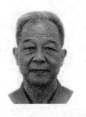

相当于任脉的膻中穴。单穴。

主治：乳痈、乳癖、乳汁少、乳胀、胸闷、噎膈。

4. 背部（简称背二穴）

（1）背脊中

定位：脊中，正当两肩胛下角间连线与后正中线交点，相当于督脉的至阳穴。单穴。

主治：胸背痛、脊强及心、胃、胆绞痛，呃逆等。

（2）背脊旁

定位：至阳穴旁开 3 寸许，正当足太阳膀胱经的膈关穴。左右各 1 穴。

主治：脊背强痛、嗳气、呃逆、饮食不下。

5. 腰腹部（简称腰腹五穴）

（1）腰阳关

定位：两腰眼之间中点，第 4 腰椎棘突下凹陷处，督脉经穴。单穴。

主治：腰骶痛、月经不调、痛经、遗精、下肢痿痹。

（2）腰眼

定位：腰阳关穴旁开 3 寸凹陷处，相当于奇穴腰眼。左右各 1 穴。

主治：腰胀、瘀痛、劳损、产后腰痛、消渴。

（3）下丹田

定位：肚脐下一横指许，相当于任脉的气海穴。单穴。

主治：小腹冷痛、腹胀、小便不利、带下、月经不调、阳痿等。

（4）曲骨

定位：交骨（耻骨联合）上缘正中点，相当于任脉的曲骨穴。单穴。

主治：小便不利、小腹满痛等。

（5）子宫

定位：脐下4寸，旁开3寸许，相当于足阳明胃经的归来穴或奇穴子宫穴。左右各1穴。

主治：女子不孕、痛经、带下、月经不调、闭经。

6. 上肢部

（1）肩部（简称肩三穴）

1）肩端

定位：肩端两骨间，三角肌上缘中点，正当手阳明大肠经的肩髃穴。左右各1穴。

主治：肩臂挛痛、半身不遂、风热瘾疹、高热。

2）肩髃

定位：以肩髃穴为顶，边长约1.5寸，等边三角形，两下角是穴。左右各2穴。

主治：肩周炎、上肢挛痹、臂痛不举。

3）臂外

定位：上臂肱骨外上髁与肩峰连线的外侧中点处，相当于手阳明大肠经的臂臑穴后约1寸。左右各1穴。

主治：头痛、肩臂痛、目胀、耳痛、上肢瘫痪。

（2）肘部（简称肘三穴）

1）曲池

定位：曲肘，肘横纹外侧端凹陷处，正当手阳明大肠

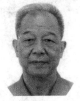

经的合穴曲池。左右各 1 穴。

主治：手臂肿痛、上肢不遂、手肘肩无力及外感热病、五官疾患、皮肤瘾疹、疮毒、心烦闷、心慌、眩晕。

2）尺泽

定位：肘横纹中大筋（肱二头肌腱）外侧凹陷处，正当手太阴肺经的合穴尺泽。左右各 1 穴。

主治：肘部疼痛、肘关节屈伸不利及肺热咳嗽、咽喉肿痛。

3）红池

定位：前臂内侧正中，相当于手厥阴心包经的郄门穴。左右各 1 穴。

主治：前臂痛、呃逆、心痛胸闷、烦热。

（3）腕部（与指掌部穴位合称腕指五穴）

1）中泉

定位：相当于手少阳三焦经的阳池穴与手阳明大肠经的阳溪穴连线中点的凹陷处，又名池泉、腕痛点。左右各 1 穴。

主治：前臂及腕部软组织损伤、手指颤抖、上肢麻痹、心气痛、掌中热。

2）阳溪

定位：正当手阳明大肠经的阳溪穴。左右各 1 穴。

主治：手腕痛、五指拘急及头面五官神志病。

3）阳谷

定位：正当手太阳小肠经的阳谷穴。左右各 1 穴。

主治：肩痛不举、臂腕外侧痛、胸痛及头面五官疾病、外感病证、神志病等。

（4）指掌部

1）虎口

定位：手背拇、食指间指蹼正中点，抓拳时当第1、2掌骨本节连线中点，赤白肉际处。左右各1穴。

主治：发热无汗、头痛、牙痛、手背痛、咽喉痛。

2）上八卦

定位：手十指歧缝处，握拳当手背掌骨缝间，赤白肉际处，又称八邪。左右共8穴。

主治：手背肿痛、臂痛、烦热、头痛、项强、咽痛等。

7. 下肢部

（1）髋部（简称髋四穴）

1）环中

定位：臀部，先定出尾骨尖与大转子连线的中点，此点与骶骨裂孔连线中点处是穴。左右各1穴。

主治：腰腿痛、坐骨神经痛。

2）环边

定位：髋部，肩胛骨脊柱缘线直下与髂骨上嵴缘相交处是穴。左右各1穴。

主治：腰痛、偏瘫、髋关节痛、下肢麻痹。

3）臀中

定位：臀部，股骨大转子后，当足少阳胆经的环跳穴直上一横指处。左右各1穴。

主治：腰痛、下肢瘫痪、坐骨神经痛。

4）髂前

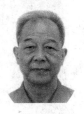

定位：骶部，足少阳胆经居髎穴与十七椎连线的中点，左右各1穴。

主治：髋关节痛、偏瘫、下肢麻痹无力。

（2）膝部（简称膝三穴）

1）腘后

定位：正当膝后窝，相当于足太阳膀胱经的委中穴。左右各1穴。

主治：膝腘痛、腿无力、腰腿痛、下肢瘫痪。

2）膝眼

定位：髌骨下缘，犊鼻旁之内外凹陷处，奇穴。左右各2穴。

主治：膝冷、重痛、屈伸不利、下肢痿痹、软组织损伤。

3）腿肚

定位：正当委中穴与跟骨连线中点，相当于足太阳膀胱经的承山穴。

主治：腿抽筋、腿软无力、下肢瘫痪。

（3）踝部（简称踝趾三穴）

1）鞋带

定位：踝部，当足阳明胃经的解溪穴，足跗横纹中央下半指处。左右各1穴。

主治：足跗肿痛、头痛、惊厥。

2）丘墟

定位：踝部，外踝前下方凹陷处，当足少阳胆经的丘墟穴。左右各1穴。

主治：足蹩不利、外踝肿痛、偏瘫及偏头痛、胁痛、胆疾。

3）足八卦

定位：足背侧5个趾歧缝间，赤白肉际交接处，又称八风。左右各4穴。

主治：足背红肿、脚气、足趾麻木、头痛、胃痛、痛经。

（四）配方及主治范围

1. 头颈二穴　主治头颈项痛、咽喉肿痛。

2. 肩胛四穴　主治外感病证、咽痒咳嗽、哮喘、背痛、周身酸痛、心肺胃肝胆疾患，如伴发热高烧，加肩端穴（肩髃）。

3. 胸三穴　主治乳疮、乳汁不通及胸痹痛等。

4. 背二穴　主治呃逆、胃痛、腰脊酸胀痛。

5. 腰腹五穴　主治月经不调、痛经等妇科疾病，癃闭、遗尿、小便不利等泌尿系统疾病，腰腿痛。

6. 肩三穴　主治肩关节酸痛、关节不利等肩周围疾病。

7. 肘三穴　主治肘关节酸痛、关节不利等肘部疾病，如网球肘。

8. 腕指五穴　主治腕指关节肿胀、麻木疼痛等疾患，如腕管综合征。

9. 髋四穴　主治：腰胯痛、下肢麻痹、腰腿痛等髋部疾患。

10. 膝三穴　主治膝关节疼痛、劳损、风湿痹痛。

11. 踝趾三穴　主治足踝趾关节肿胀疼痛、脚气等。

（五）加减

1. 大腿无力、抬不起者，加急脉（腹股沟中点动脉应手处）旁，居髎内侧大筋旁。左右各 2 针。

2. 心力不足、无脉者，加灸掌心穴（劳宫）。

3. 晕厥痰多者，加灸涌泉穴、丰隆穴。

4. 头额痛甚者，加印堂穴、太阳穴（鬓发前 2～3 分）、头维穴。

三、特色与优势

1. 与毫针刺法同属自然疗法，便捷、有效。

2. 常配合药物内治，疗效确切，尤对外感痧症、关节不利、酸麻肿痛诸证即时灵验。

3. 应用范围较广，简便易学，易于推广。

四、注意事项

1. 严格消毒，避免交叉感染。

2. 易出血及凝血功能障碍者慎用，肿胀溃疡或瘢痕处忌用。

3. 治疗一般隔日 1 次，急症每日 1～2 次，慢性病隔日或 3～5 日 1 次。

4. 针刺时令患者体态自然，切忌站立位扎针，宜坐卧位，以免发生意外。

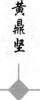

李任源对应取穴配方规律刺法

　　李任源（1921—1977），系黄鼎坚教授针灸启蒙和临证指导老师，原广西中医学院针灸教研室负责人。李任源临证学验俱丰，依据经络气血的子午流注说，创对应取穴配方针法，不仅临床实用，而且理明、方精、效验，特加整理。

一、原理

　　李任源的对应取穴配方针法原理宗经络气血子午流注说。

　　1.十二经脉气血流注规律

$$肺 → 大肠 → 胃 → 脾 → 心 → 小肠$$
$$肝 ← 胆 ← 三焦 ← 心包 ← 肾 ← 膀胱$$

　　2.时辰与十二经脉气血流注关系（图1，表1）

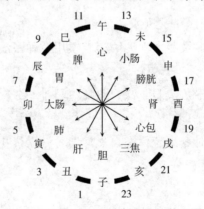

图1　时辰与十二经脉气血流注关系图

表1	时辰与十二经脉气血流注关系表					
地支	子	丑	寅	卯	辰	巳
十二经脉	胆	肝	肺	大肠	胃	脾
时辰	23～1	1～3	3～5	5～7	7～9	9～11
地支	午	未	申	酉	戌	亥
十二经脉	心	小肠	膀胱	肾	心包	三焦
时辰	11～13	13～15	15～17	17～19	19～21	21～23

二、应用

1. 辨病位　何经、何脏、何腑。

2. 明归经　指经穴、主治，尤其是特定穴。

3. 查对应　即经脉气血流注对应表。

4. 循规律　以下取络穴为例。

（1）以本经对应经之特定穴为主：如手太阴肺经病变，取肺经的络穴列缺及对应经膀胱经的络穴飞扬治疗。

（2）以同名经对应经之特定穴为主：如手太阴肺经病变，取肺经的络穴列缺、脾经的络穴公孙及对应经膀胱经的络穴飞扬、三焦经的络穴外关治疗。

（3）以表里经对应经之特定穴为主：如手太阴肺经病变，取肺经的络穴列缺、大肠经的络穴偏历及对应经膀胱经的络穴飞扬、肾经的络穴大钟治疗。

（4）辨证对症加减：①患者病变经络因不便于相应时辰治疗，可选取与之相对应的时辰处治。②辨证对症选穴加强治疗效果。

（5）针法：强调充分得气，或配合功能活动以提高疗效。

三、体会

1.广泛用于外经病变，也用于内腑疾患，而且选穴处方"少而精"。李任源擅长以络穴为主治疗呼吸、肠胃病证，采用内经"左病取右，右病取左"的巨刺原则。配合运动针法，效果尤佳。

2.选用其他特定经穴，可依例类推，据其主治功能选配，值得进一步探究。

效验穴

风　池

【位置】在项部，当枕骨之下，与风府相平，胸锁乳突肌与斜方肌上端之间的凹陷处。

【解剖】穴下皮肤、皮下组织、项筋膜、头夹肌、头半棘肌、头后大直肌与头上斜肌之间。皮肤由颈丛的枕小神经分布。项筋膜包绕项部浅、深层肌。针由皮肤、皮下组织穿项筋膜浅层，在胸锁乳突肌和斜方肌之间入浅层的头夹肌，继进深层竖脊肌中的头最长肌和头半棘肌。项肌均由颈神经后支支配。第2颈神经后支可分为内、外侧支。外侧支参与支配项肌，内侧支为皮支，称枕大神经。该神经由枕动、静脉伴行，在项筋膜的深面上行，约于上项线水平处，穿斜方肌附着点及项筋膜浅层，分支至颅后部的皮肤。

【归经主治】足少阳胆经穴，手足少阳经、阳维脉之交会穴。主治循环系统疾病，如高血压、脑动脉硬化、无脉症；五官科系统疾病，如电光性眼炎、视网膜出血、视神经萎缩、鼻炎、耳聋、耳鸣、甲状腺肿大、吞咽困难；精神神经系统疾病，如癫痫、失眠、中风后遗症；运动系统疾病，如落枕、肩周炎、中风后遗症、足跟痛；其他，如感冒等。

【应用经验】风池为足少阳胆经穴，《针灸甲乙经》云："足少阳，阳维之会。"《难经·二十八难》云："阳跷脉者……入风池。"故黄鼎坚教授认为，风池为足少阳胆经、阳维脉、阳跷脉之交会穴，能主治三脉所过之病，为祛风及近部（治头面、五官、颈项）取穴之要穴。在长期的临床实践中，黄鼎坚教授发现应用风池穴治疗上述不同的疾病时，调整针尖的指向，可产生特定的效能。选穴时根据疾病，先定中心点，定位在风府与耳垂连线上，完骨与斜方肌连线的中点，命名为风池1穴。其外上角（耳侧）主治眼病，针感常能到达眼部，命名为风池2穴。内上角（脊柱侧）主治头痛，针感常能到达头顶，命名为风池3穴。外下角主治咽喉、声带病，针感多朝向咽喉，命名为风池4穴。内下角主治颈、臂痛，针感多朝向颈、肩、手，命名为风池5穴。风池2穴与风池4穴的中点主治鼻病，针感常能到达鼻部，命名为风池6穴。风池1穴与完骨的中点主治失眠，针感多沉重而欲睡，命名为风池7穴。操作用1.5寸毫针，缓慢捻转法进针，并同时询问患者针感是否到达病处，气至病所而速效。

睛　明

【位置】在面部，目内眦角稍上方凹陷处。

【解剖】穴下为皮肤、皮下组织、眼轮匝肌、上泪小管上方、内直肌与筛骨眶板之间。皮肤由三叉神经眼支的滑车上神经分布。皮下组织内血管有内眦动、静脉的分支或属支。其深层由致密结缔组织形成的睑内侧韧带，使睑板固定于眶缘上。营养眼球外结构的动脉来自眼动脉的终末

黄鼎坚

支之一的额动脉。

【归经主治】足太阳膀胱经的起始点，手足太阳经、足阳明经、阴跷脉、阳跷脉之交会穴。主治五官科系统疾病，如近视眼、视神经炎、视神经萎缩、青光眼、夜盲；运动系统疾病，如腰痛。

【应用经验】黄鼎坚教授擅治眼病，在于深刺睛明穴。针灸教材多认为，睛明穴针刺深度应为 0.5 ～ 1 寸，但黄鼎坚教授常针至 1.2 ～ 1.5 寸。其针法与常规不同，先选取圆利毫针，严格消毒后，嘱患者闭目，左手拇指或食指压住眼眶边缘之内眦动脉，针尖顺着指尖轻轻接触皮肤并压下，患者适应后，再缓缓刺入 1 寸余。在临床上，常见因针刺睛明穴而致出血者，但罕见有刺伤眼球者。以针压下皮肤成凹陷并与眼球成一弧度，加以慢速针法可避免针刺副作用。治疗顽固性面瘫、眼睑外翻者，亦可深刺睛明而获佳效。

玉　枕

【位置】在后头部，当后发际正中直上 2.5 寸，旁开 1.3 寸，平枕外隆凸上缘的凹陷处。

【解剖】穴下为皮肤、皮下组织、帽状腱膜、腱膜下结缔组织、骨膜。皮肤由枕大神经、枕小神经和耳大神经重叠分布。皮下筋膜由脂肪和纤维束组成，纤维束之间有随神经走行而分布的枕动、静脉及耳后动、静脉的分支。针在皮下筋膜内，可刺及穴位下的枕大神经。枕额肌的枕腹起自上项线外侧与乳突上部，止于帽状腱膜的后缘，受面神经耳后支支配。腱膜下结缔组织层内的导血管为颅内、外静脉交通的重要途径。

【归经主治】足太阳膀胱经穴，足太阳支脉入脑之处。主治精神神经系统疾病，如枕神经痛、视神经炎、嗅觉减退；五官科系统疾病，如青光眼、近视、鼻炎、口疮；其他，如足癣等。

【应用经验】玉枕一穴"仰卧者枕"，卫气在阴、阳跷脉运行，通过睛明穴入脑，玉枕属足太阳膀胱经，通项入脑，与阴、阳跷脉相通，可调节觉醒睡眠，起到安神的作用。黄鼎坚教授在长期的诊疗中发现，失眠患者玉枕一穴按压时多有棉花感，伴有酸胀感，此穴既是诊断失眠的反应点，又是治疗失眠的施术部位。以 1 寸毫针缓慢捻进，刺入 0.2 寸左右，而后针尖转下向大椎方向推进，顺经脉阴升阳降，调和阴阳，阳能入阴则可安寐。

承　浆

【位置】在面部，当颏唇沟的正中凹陷处。

【解剖】穴下为皮肤、皮下组织、口轮匝肌、降下唇肌。布有下牙槽神经的终支神经和动、静脉。

【归经主治】任脉、足阳明经之交会穴。主治口喎、唇紧、齿痛、流涎、口舌生疮、暴喑、面肿、癫痫、面瘫、三叉神经痛、癔病性失语、糖尿病、落枕。

【应用经验】《灵枢·终始》云:"病在下者高取之。"黄鼎坚教授认为,承浆为任脉之穴位,与冲脉交会,治"小腹急痛"甚验。对于女性月经崩漏、少腹急痛之证,多用指尖实按后加雀啄灸之法补气,以升提止血,缓急止痛,下病上治,还可配合百会加强升提作用。

上仙(十七椎)

【位置】在背部,位于第5腰椎棘突下凹陷中。

【解剖】穴下有皮肤、皮下组织、棘上韧带、棘间韧带、弓间韧带和椎管。浅层分布有第5腰神经后支的皮支和伴行的动、静脉。深层主要有第5腰神经后支的分支和棘突间的椎外(后)静脉。

【归经主治】属经外奇穴。主治腰骶痛、痛经、崩漏、月经不调、遗尿。

【应用经验】上仙也称十七椎,为经外奇穴,位于腰骶部。其作用特点有两个方面,一为补益肾气、疏理下焦气机,二为局部的疏经活络作用。依据这两方面的特点,黄鼎坚教授在临床上主要应用该穴来治疗位于小腹的病证和腰骶部病变,并尤其强调配穴精要、取穴准确和操作手法轻巧。具体操作方法:用1.5寸的毫针刺入上仙穴1寸许,行提插捻转手法,令腰骶部得气后留针,并用艾条温和灸。该穴还可用于安全埋针,治疗腰痛、痛经等急性疼痛,具体操作：使用 1 ～ 1.5 寸针，刺后将针退至皮下，调整针尖方向至皮下并沿横突方向与督脉垂直，在皮下平行推进 1 ～ 1.5 寸后，用胶布固定留置 24 ～ 72 小时。

足 三 里

【位置】在小腿前外侧，当犊鼻穴下 3 寸，距胫骨前缘一横指（中指）。

【解剖】穴下为皮肤、皮下组织、胫骨前肌、小腿骨间膜。皮肤由腓肠外侧皮神经分布。深层有胫前动、静脉的分支或属支。

【归经主治】足阳明胃经五输穴之合穴，五行属土；胃之下合穴。本穴应用广泛，为全身强壮要穴。主治消化系统疾病，如急慢性胃肠炎、胃痉挛、胃及十二指肠溃疡、胃下垂、肠炎、痢疾、急慢性胰腺炎、阑尾炎、肠梗阻、肝炎、消化不良、小儿厌食及辅助胃镜检查；循环系统疾病，如高血压、冠心病、心绞痛、贫血、风湿热；呼吸系统疾病，如支气管炎、支气管哮喘；泌尿生殖系统疾病，如肾炎、膀胱炎、遗尿、阳痿、遗精；妇产科系统疾病，如月经不调、功能性子宫出血、盆腔炎；精神神经系统疾病，如头痛、失眠、神经衰弱、小儿麻痹、面神经麻痹、脑血管病、癫痫；五官科系统疾病，如眼疾、口腔疾患、耳聋、耳鸣。

【应用经验】足三里一穴为胃经合土穴，土生万物，且足阳明胃经为多气多血之经，虚证可补，实证可泻。黄鼎坚教授临床上常用其补虚扶正，用于痿、瘫等证及虚劳羸弱等。如治疗一位腿部活动不利的患者，该患者双腿酸胀不适，昼轻夜重，经辨证诊断为气血不足（足阳明经病）致足厥逆，仅选取足三里一穴，缓慢捻转进针，手法柔和，配合温和灸，仅两次治疗而愈。足三里取法，据不同体位有不同的定位法，黄鼎坚教授认为，患者端坐，令其右手掌心贴于左髌骨中心高点，中指贴于胫骨脊上，当食指端处是穴，最为方便。注意取穴体位和进针体位要一致，即用怎样的体位取穴，就按定位时的体位进针，以免造成误差。

太　溪

【位置】在足内侧，内踝后方，当内踝尖与跟腱之间的凹陷处。

【解剖】穴下为皮肤、皮下组织、胫骨后肌腱、趾长屈肌腱与跟腱、跖肌腱之间、趾长屈肌。皮肤由隐神经的小腿内侧支分布。皮下组织内的浅静脉向前归流大隐静脉，向后归流小隐静脉。跟腱前方及两侧脂肪组织较发达。胫神经和胫后动脉体表投影的下点则在内踝和跟腱之间，神经在动脉的后方。胫骨后肌、趾长屈肌肌腱均受胫神经支配。

【归经主治】足少阴肾经五输穴之输穴，五行属土；足少阴肾经之原穴。主治泌尿生殖系统疾病，如肾炎、膀胱炎、遗精、遗尿；呼吸系统疾病，如肺气肿、支气管炎、哮喘；五官科系统疾病，如慢性喉炎、口腔炎、耳鸣；运动系统疾病，如下肢瘫痪、足跟痛、腰肌劳损；其他，如心内膜炎、神经衰弱、乳腺炎、膈肌痉挛等。

【应用经验】黄鼎坚教授临床上常用太溪调补肾阴，治疗五官（如眼、耳、咽喉）疾病。如肾虚导致声音嘶哑的喉喑一证，因肾经支脉"从肾上贯肝膈，入肺中，循喉咙，挟舌本"，五脏五行配属中水又能润金，太溪原穴补水生金，下病上治。太溪穴的定位，黄鼎坚教授以胫后动脉搏动最强处为标志，进针点在其后下方少许，入针时用爪切法进针，医者押手先在内踝关节周围触摸到胫后动脉搏动最强处，刺手沿着爪甲边缘进针 0.5～0.8 寸，出现麻热针感或触电感放射至足心或足大趾、次趾间。得气后留针 30 分钟，其间可行针 2～3 次。

阳陵泉

【位置】在小腿外侧，当腓骨头前下方凹陷处。

【解剖】穴下为皮肤、皮下组织、小腿深筋膜、腓骨长肌、腓骨短肌。皮肤由腓肠外侧皮神经分布。腓总神经在窝上角由坐骨神经分离以后，沿着窝外侧壁到腓骨小头的后下方穿腓骨长肌，分为腓浅、深神经。腓浅神经的肌支支配腓骨长、短肌。

【归经主治】足少阳胆经的五输穴之合穴，五行属土；

黄鼎坚

八会穴之筋会；胆的下合穴。主治运动系统疾病，如膝关节炎及周围软组织疾病、下肢瘫痪、踝扭伤、肩周炎、落枕、腰扭伤、臀部肌肉注射后疼痛；消化系统疾病，如肝炎、胆结石、胆绞痛、胆道蛔虫症、习惯性便秘；其他，如高血压、肋间神经痛等。

【应用经验】阳陵泉为足少阳胆经穴，胆之下合穴，能治胁肋痛、口苦、呕吐、黄疸；又为八会穴之筋会，主治筋病、半身不遂、肩臂疼痛、瘫痪、痿痹、小儿惊风；近部取穴又能治膝髌肿痛。黄鼎坚教授临床上针对不同的疾病，对阳陵泉的取法各有特点。治筋病可取腓骨小头前、下各 0.5 寸，针 1 寸左右，其针感每如触电感样向下放射；治胆病、肩痛可略向上取，使其针感随针尖朝上；治腰痛、骶髂关节痛，取穴在腓骨小头与胫骨外侧髁之间，针 0.2 ～ 0.5 寸，其针感朝向腰部；治膝髌肿痛则偏向胫骨外侧髁，针 0.5 ～ 1 寸，其针感朝向膝髌部；治疗下肢痿瘫，腓骨小头直下 0.5 寸，针感强烈向下传导。黄鼎坚教授曾治疗一位患者，该患者膝肿痛，屈伸不利，走动困难，血沉 60mm/h，缓慢捻转进针，三层得气，针后加温针灸，1 次痛缓，3 次血沉降至 15mm/h。临床治疗膝痛，若针感达膝关节内，效果甚佳。

鱼　际

【位置】在手拇指本节（第 1 掌指关节）后凹陷处，约为第 1 掌骨中点桡侧，赤白肉际处。

【解剖】穴下为皮肤、皮下组织、拇短展肌、拇对掌肌、拇短屈肌。皮肤手掌与手背皮肤移行部，由桡神经浅支和正中神经的第 1 掌侧总神经分布。上列诸肌除拇短屈肌深头由尺神经支配外，其他各肌则由正中神经指掌侧总神经的返支支配。

【归经主治】手太阴肺经五输穴之荥穴，五行属火。主治呼吸系统疾病，如感冒、扁桃体炎、支气管炎、支气管哮喘；其他，如多汗症、鼻出血、乳腺炎、小儿疳积、手指肿痛等。

【应用经验】治疗咽喉炎、声音嘶哑、吞咽疼痛、用嗓过度、劳累失音，黄鼎坚教授常取 1 寸毫针浮刺鱼际，缓慢捻转，令局部红润，反应强烈。进针深度仅为 0.1 寸，持续捻针 5～10 分钟，咽喉部疼痛立即减轻，立竿见影。

至　阳

【位置】俯卧或坐位。在背部，当后正中线上，第 7 胸椎棘突下凹陷中。

【解剖】穴下为皮肤、皮下组织、棘上韧带、棘间韧带。浅层主要布有第 7 胸神经后支的内侧皮支和伴行的动、静脉。深层有棘突间的椎外（后）静脉丛，第 7 胸神经后支的分支和第 7 肋间后动、静脉背侧支的分支或属支。

【归经主治】督脉穴位。主治胸胁胀痛、脊强、腰背疼

213

痛、黄疸、胆囊炎、胆道蛔虫症、胃肠炎、肋间神经痛。

【应用经验】至阳为督脉穴位，背为阳，督脉为阳脉之海，至阳当第7胸椎棘突下，故为阳中之阳。据黄鼎坚教授的经验，多数胃脘疼痛的患者在至阳穴处有压痛，在诊治胃脘疼痛的患者时均要检查至阳穴压痛与否，如发现有压痛则必选该穴治疗。治疗胃脘痛、呃逆多用至阳穴埋针，胃脘痛先针至阳，用1寸毫针从膈俞缓慢捻转进针，至皮下后，两针相对至阳与督脉线垂直横埋针，再嘱患者仰卧针内关、中脘等穴。胃脘痛可埋针30～40分钟，呃逆可适当延长，严重者可埋40分钟至2～3天，时间长带针回家者可用胶布固定。

飞 扬

【位置】在小腿后面，外踝后，昆仑穴直上7寸，承山外下方1寸处。

【解剖】穴下为皮肤、皮下组织、小腿三头肌、胫骨后肌。皮肤由腓总神经的分支腓肠外侧皮神经分布。小隐静脉起自足背静脉网的外侧部，经外踝后下方，至小腿后面中线上行，与腓肠神经伴行。

【归经主治】足太阳膀胱经之络穴。主治风湿性关节炎、痔疮、膀胱炎、癫痫、眩晕等。

【应用经验】黄鼎坚教授常在腰腿痛患者的膀胱经上找反应点，飞扬穴有明显反应。飞扬可调虚实，腰腿痛麻而无力者可取飞扬通络止痛补肾。针刺时以缓慢捻转进针法刺入，让针感在皮肤层出现，使络脉之气在皮部贯通，进针 0.5～1 寸，针向病所，留针 25～30 分钟，中间行针两次。急性腰扭伤亦常指按此点，配合腰部主动、被动活动，往往收到即时效验。

曲池透少海

【位置】屈肘，曲池在肘横纹外侧端，当尺泽与肱骨外上髁连线的中点处。屈肘，少海在肘横纹内侧端与肱骨内上髁连线的中点处。

【解剖】曲池穴下为皮肤、皮下组织、前臂筋膜、桡侧腕长伸肌及短伸肌、肱桡肌、肱肌。皮肤有臂后神经分布，皮下筋膜内还有前臂外侧皮神经经过。针由皮肤、皮下筋膜经前臂筋膜，深进桡侧腕长、短伸肌，由肱桡肌的后面进入该肌肉，穿过桡神经干可抵肱肌。以上诸肌除肱肌由肌皮神经支配外，其他肌肉则由桡神经深支支配。

少海穴下为皮肤、皮下组织、旋前圆肌、肱肌。皮肤由前臂内侧皮神经分布。在皮下组织内有贵要静脉，该静脉接受前臂正中静脉或肘正中静脉的注入。针由皮肤、皮下筋膜，在贵要静脉的前方，穿前臂深筋膜，深进旋前圆肌，继穿正中神经（或其内侧）及其深方的肱肌。

【归经主治】曲池为手阳明大肠经五输穴之合穴，五行属土。曲池为强壮穴之一。主治运动系统疾病，如急性脑

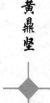

血管病后遗症、肩周炎、肘关节炎；呼吸系统疾病，如流行性感冒、肺炎、扁桃体炎；五官科系统疾病，如咽喉炎、牙痛、睑腺炎、甲状腺肿大；其他，如乳腺炎、高血压、皮肤病、过敏性疾病等。

少海为手少阴心经五输穴之合穴，五行属水。主治精神神经系统疾病，如神经衰弱、精神分裂症、头痛、眩晕、三叉神经痛、肋间神经痛、尺神经炎；呼吸系统疾病，如肺结核、胸膜炎；运动系统疾病，如落枕、前臂麻木及肘关节周围软组织疾患、下肢痿痹；其他，如心绞痛、淋巴结炎、疔疮等。

【应用经验】此透穴针法原是朱琏大师用来治疗心绞痛的效穴，黄鼎坚教授在临床中多用于中风偏瘫、肩部疼痛等病证的治疗。手阳明大肠经和手少阴心经进入肩部、腋下等处，分别为多气多血、少血多气之经，中风多为气血阻滞经络不通而成，曲池历来是治瘫要穴，《针灸大成》有少海主治"肘挛腋胁下痛，四肢不举"之说，故以曲池透少海从阳引阴，活血调气，痿痹自除。操作时用 2～2.5 寸针，缓慢捻转进针 1.5～2 寸，针感可向末梢、肩部两个方向传导，留针 25～30 分钟，中间行针两次。

肩 痹

【位置】在肩髎和臑会连线的中点，三角肌后缘。

【解剖】穴位下为皮肤、皮下组织、三角肌、肱三头肌长头、大圆肌。浅层有臂后皮神经，深层有腋神经和旋肱后动、静脉。

【归经主治】在手少阳三焦经上，经验穴。主治肩臂酸痛、肩关节活动障碍、中风半身不遂、肩臂不举等。

【应用经验】黄鼎坚教授在临床诊疗中发现，肩周炎伴活动障碍者在此穴压痛甚为明显，反应剧烈，遂针此穴，许多肩部不能活动的患者，一针能动，两针痊愈。操作选2.5～3寸毫针，缓慢捻转进针，针尖向肩关节部位刺入2～2.5寸，得气时针感向肩关节放射，留针25～30分钟，中间行针两次，疗效甚验。

神　阙

【位置】仰卧位。在腹中部，脐中央。

【解剖】穴下为皮肤、结缔组织、壁腹膜。浅层主要有第10胸神经前支的前皮支和腹壁脐周静脉网。深层有第11胸神经前支的分支。

【归经主治】任脉经穴。主治泄泻、绕脐腹痛、脱肛、五淋、妇人血冷不受胎、中风脱证、尸厥、角弓反张、风痫、水肿、臌胀、肠炎、痢疾、产后尿潴留。

【应用经验】古贤云："脐为先天之命蒂，后天之气舍。"脐被人们视为人体生命的能源所在，是胎儿在母体时维持生命的通道。从其解剖及功能特点上看，肚脐是人体的黄金分割点（处于人体0.618的位置上），是人体阴阳气化的枢纽，是调节人体整体功能的最佳作用点，是调整神经内分泌免疫功能的最佳部位。临床上，黄鼎坚教授很重视神阙的功用，对体虚单纯消化不良的患者，温和灸30分钟以上，常常立竿见影，一次见效。对虚劳之慢性泄泻，以神阙为中心，加灸水分、天枢、关元，长期坚持，每每疗效神奇。他曾治1例类风湿关节炎（尪痹）的患者，从温灸神阙入手，改善其贫血貌，配合关节部位的温针灸，收到满意的效果。另外，将吴茱萸或附子、生地黄、肉苁蓉、菟丝子末调水或醋外敷脐，治疗更年期综合征也有相当的疗效。神阙又是人体长寿的大穴，若常意守或空腹顺时针揉按对健康大有裨益。

诊余漫话

针灸学"理"的基石内涵及其指导意义

《黄帝内经》中所涉及的针灸内容几占大半，尤对针灸临床方面的论述较为突出，影响也最为深刻。针灸因其特色与功效而闻名于世，它率先走出国门，服务世界，越来越受到人们的关注与欢迎，成为世界医学的一部分，实为一门古老而新兴的医学学科。

一、阴阳

（一）阴阳的概念

阴阳，属古代的哲学概念。一指两种对立的双方特定属性，二指两种对立的双方特定运动趋向或状态。如将表露在外的、热的、实的、明亮的、伸张的、开放的、向前、向左、向外、向上、无形的、活跃的（躁动的、兴奋的）、急速的或单数的等归于阳，将收藏于内的、寒的、虚的、晦暗的、屈缩的、闭合的、向后、向右、向内、向下、有形的、平静的（郁闷的、呆滞的）、迟缓的或双数的等归于阴。总之，阴阳是对立统一的，或将矛盾运动中的万事万物概括为阴、阳，并以阴阳相互交错变化来说明物质世界的运动和发展，是一种认识事物的思维方法和工具。

阴阳概念源自古之八卦思想。八卦的基础是阴阳，每一卦由阳爻（–）和阴爻（— —）相互重叠或自相重叠所组成。老子说："道生一，一生二，二生三，三生万物，万物负阴而抱阳，冲气以为和。"道家认为，"道"生出气，即"一"，"一"又生出"二"，即阴阳二气。阴阳二气相互交感产生万物。因此，天地万事万物都包含着阴阳两个对立面，并在气的冲和作用下得到统一，如同太极阴阳图所表示的（图2）。

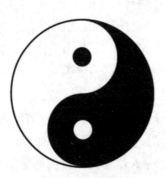

图2　太极阴阳图

阴阳之理，盛于战国，"阴阳者，天地之道也，万物之纲纪，变化之父母，生杀之本始，神明之府也。治病必求于本"等有关论述一直贯穿于《黄帝内经》中，奠定了中医学的基础。

中医典籍以阴阳的概念武装自己，运用阴阳哲理来解释人与自然、人与社会的关系。阴阳的概念涉及人体诸象，包括生命现象、疾病的发生发展乃至健康与疾病、健康与长寿、防病治病、摄生延年等方面，中医学在阴阳理论的指导下为中华民族的繁衍昌盛做出了巨大的、不可磨灭的贡献。

（二）阴阳的临床指导意义

1.人是有机整体　《素问·宝命全形论》曰："天覆地

载，万物悉备，莫贵于人。人以天地之气生，四时之法成……人生有形，不离阴阳。"《素问·阴阳离合论》曰："天为阳，地为阴，日为阳，月为阴，大小月三百六十日成一岁，人亦应之。"人是自然界的产物，故人体被看作是一个阴阳对立的统一整体。

《素问·金匮真言论》曰："夫言人之阴阳，则外为阳，内为阴。言人身之阴阳，则背为阳，腹为阴。言人身之脏腑中阴阳，则脏者为阴，腑者为阳，肝、心、脾、肺、肾五脏皆为阴，胆、胃、大肠、小肠、膀胱、三焦六腑皆为阳。"《灵枢·寿夭刚柔》曰："是故内有阴阳，外亦有阴阳。在内者，五脏为阴，六腑为阳；在外者，筋骨为阴，皮肤为阳。"以此来划分人体部位和脏腑的阴阳。在人体的生理功能上也存在阴阳互根依赖的两个方面，《素问·阴阳应象大论》曰："阴在内，阳之守也；阳在外，阴之使也。"《素问·五脏别论》曰："所谓五脏者，藏精气而不泻也，故满而不能实。六腑者，传化物而不藏，故实而不能满也。"对人体部位、脏腑的阴阳划分是中医临床实践的基础。

2. 健康　世界卫生组织（WHO）关于健康的定义："健康是身体上、精神上和社会适应能力上的完好状态，而不仅仅是没有疾病和不虚弱。"其定义与中医学中健康的概念是相当吻合的。健康，古称"平人"，《黄帝内经》称正常人为"平人"，《素问·调经论》对平人的解释是"夫阴与阳皆有俞会，阳注于阴，阴满之外，阴阳匀平，以充其形，九候若一，命曰平人。"《素问·平人气象论》曰："平人者，不病也。"

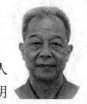

3. **疾病** 古语有云："病态千端，必先阴阳。"疾病是人体阴阳的偏盛、偏衰。《易经》云："一阴一阳谓之道，偏阴偏阳谓之疾。"《素问·阴阳应象大论》中云："阴胜则阳病，阳胜则阴病。"而《素问·调经论》中有"阳虚则外寒，阴虚则内热，阳盛则外热，阴盛则内寒"的解释。

另外，疾病的形成也与外因病邪有关，《素问·调经论》云："夫邪之生也，或生于阴，或生于阳。其生于阳者，得之风雨寒暑；其生于阴者，得之饮食居处，阴阳喜怒。"

总之，中医学认为，阴阳的对立统一是自然界的普遍规律，在一般情况下，阴阳是平衡的，机体必须维持平衡才能保持健康。如果平衡受到干扰、破坏，出现阴阳失调，就是疾病。

4. **审证** 《素问·阴阳应象大论》曰："善诊者，察色按脉，先别阴阳；审清浊，而知部分；视喘息，听声音，而知所苦；观权衡规矩，而知病所主；按尺寸，观浮沉滑涩，而知病所生。以治无过，以诊则不失矣。"在《灵枢·外揣》中更明确指出："夫九针者，始于一而终于九……昭昭之明不可蔽。其不可蔽，不失阴阳也。合而察之，切而验之，见而得之，若清水明镜之不失其形也。五音不彰，五色不明，五脏波荡，若是则内外相袭，若鼓之应桴，响之应声，影之似形。故远者司外揣内，近者司内揣外，是谓阴阳之极。"针灸治病不能脱离阴阳这一基本规律，通过切脉、望诊等，综合各种征象，就像清水、明镜反映物体形态一样，人的声音、色泽改变了，即是人体的脏腑功能发生了相应的变化，就像声之应鼓，影之随形。这就是人体阴阳内外相互影响的道理。针灸临床中除察色按脉外，经脉穴位、循行部位的寻按也是常用审的别疾病阴阳的方法，如按《灵枢·经脉》中经脉循行部位辨别头痛，头顶头痛多因厥阴经，前额头痛多因阳明经，侧头痛多因少阳经。《灵枢·终始》云："病在上者，阳也。病在下者，阴也。"

5. 论治 《三元延寿参赞书》云："阴阳……两者不和，若春无秋，若冬无夏，因而和之，是谓圣度。圣人不绝和合之道，但贵于闭密，以守天真也。"所以"治病必求于本"，"本"就是疾病的本质，"本质"也无外乎"阴阳"二字，论治就是平衡阴阳。《素问·至真要大论》云："谨察阴阳所在而调之，以平为期。"《素问·阴阳应象大论》云："故善用针者，从阴引阳，从阳引阴，以右治左，以左治右，以我知彼，以表知里，以观过与不及之理，见微得过，用之不殆。""审其阴阳，以别柔刚，阳病治阴，阴病治阳。"《灵枢·寿夭刚柔》云："审知阴阳，刺之有方。"如针灸临床中胃脘不适的腑病（阳病），选中脘、内关（治阴）；肺心之脏病（阴病），可选肺俞、心俞、厥阴俞治疗（治阳）。

6. 养生 在"阴平阳秘，精神乃治"的思想指导下，中医重视预防为主的养生保健方法，《素问·四气调神大论》云："圣人不治已病治未病，不治已乱治未乱。"同时，中医还讲究顺应自然界中阴阳变化的养生之道，《素问·四气调神大论》云："夫四时阴阳者，万物之根本也。所以圣人春夏养阳，秋冬养阴，以从其根，故与万物浮沉于生长之门……故阴阳四时者，万物之终始也，死生之本也，逆

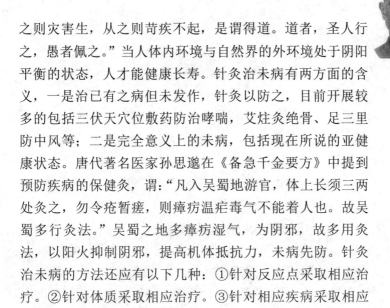

之则灾害生，从之则苛疾不起，是谓得道。道者，圣人行之，愚者佩之。"当人体内环境与自然界的外环境处于阴阳平衡的状态，人才能健康长寿。针灸治未病有两方面的含义，一是治已有之病但未发作，针灸以防之，目前开展较多的包括三伏天穴位敷药防治哮喘，艾炷灸绝骨、足三里防中风等；二是完全意义上的未病，包括现在所说的亚健康状态。唐代著名医家孙思邈在《备急千金要方》中提到预防疾病的保健灸，谓："凡入吴蜀地游官，体上长须三两处灸之，勿令疮暂瘥，则瘴疠温疟毒气不能着人也。故吴蜀多行灸法。"吴蜀之地多瘴疠湿气，为阴邪，故多用灸法，以阳火抑制阴邪，提高机体抵抗力，未病先防。针灸治未病的方法还应有以下几种：①针对反应点采取相应治疗。②针对体质采取相应治疗。③针对相应疾病采取相应治疗，如灸大椎、神阙防感冒，调理肠胃。④整体治疗，如"若要安，三里常不干"。

二、脏腑

（一）脏腑的概念

脏腑，一般指五脏六腑，五脏即心、肝、脾、肺、肾，六腑即胆、胃、大肠、小肠、膀胱、三焦。也泛指体内脏器，应包括五脏、六腑及奇恒之腑，奇恒之腑即脑、髓、骨、脉、胆、女子胞。

五脏以传导指令信息物质为主，贮藏水谷精微，所谓"藏而不泻"；六腑以化生能量信息为主，传导水谷精微，谓"泻而不藏"。奇恒之腑：形态似腑，功能似脏。脏为体，腑为用，相互融合协调。

脏腑理论源自藏象，基于古代解剖、生理、病理。人的生命活动源于内，而内脏功能活动则是整个生命活动的核心，从而体现形态与功能的统一，反映了人体生命活动的规律。

中医学认为，人是一个有机的整体，有内外之分，阴阳之别，对立而统一。脏腑是构成人体系统的基本要素，属内腑范畴，以区别其外经，其内容包括各脏器的形态部位、特性与功能、内外之联系及病因病机、证候、传变，是中医学重要的理论基础之一。

（二）脏腑的临床指导意义

1. 脏腑与阴阳　脏为阴，腑为阳。根据阴阳指导辨证，而知疾病的病因、病理和病位。在"腰以上为阳，腰以下为阴"的基础上，《素问·金匮真言论》对五脏的阴阳进行了进一步的划分，肺为阳中之阴，心为阳中之阳（少阴），二者在上焦分别应于手太阴、手少阴；肝为阴中之阳（阴最少），肾为阴中之阴，脾为阴中之至阴（阴最多），三者在下焦分别应于足厥阴、足少阴、足太阴。《灵枢·终始》中强调针刺的原理在于掌握脏腑阴阳与经脉的关系，手足六阴经主于五脏，手足六阳经主于六腑，阳经主外，脉气来自四肢的末端，阴经主内，脉气来自五脏，所以针刺补泻在于泻法要迎着经脉的方向，补法要随着经气的方向，才能使经气调和。

2. 脏腑与五行　自然界中的各种事物都可以用五种不同的属性来概括，它们之间相互联系、相互制约，这就是五行学说。中医学将人体脏腑配五行，根据五行生克规律解释五脏之间相互联系、相互制约的生理功能，明确病机、传变，从而指导论治。《素问·阴阳应象大论》《素问·金匮真言论》《素问·五脏生成》对人体的五行配属系统进行了全面的阐述，《素问·玉机真脏论》对五脏间疾病的传变规律、《素问·脏气法时论》对脏腑疾病如何法四时五行而治进一步进行了论述。五行体系把人体的脏腑组织器官、声、意志等内环境与自然界五时、五方、五气、五味、五音等的变化联系成一个有机的整体，通过这个系统去认识疾病的发生、传变及制定相应的治疗措施。

（1）五脏之间存在着相互资生、相互制约的关系：肝属木，生火（心），肝藏血以养心；心属火，生土（脾），心之血气以温脾；脾属土，生金（肺），脾之运化以生肺气；肺属金，生水（肾）；肾属水，生木（肝），肾之藏精以养肝阴。反之，亦有木（肝）克土（脾），土（脾）克水（肾），水（肾）克火（心），火（心）克金（肺），金（肺）克木（肝），在五脏之生克关系中都有"生我"与"我生"的两方，同时又有"我胜"和"胜我"的两方。从五脏的五行生克规律分别引出疾病传变的两个方面、途径。（图3，表2）

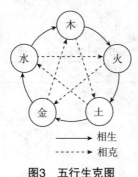

图3　五行生克图

227

表2　五脏之间疾病传变规律

受气于所生（脏）	病脏	传之其所胜（脏）	气舍于其所生（生我脏）	死于其所不胜（脏）
心（子来乘母）	肝	脾（相乘）	肾（子病及母）	肺（相侮）
脾	心	肺	肝	肾
肺	脾	肾	心	肝
肾	肺	肝	脾	心
肝	肾	心	肺	脾

　　1）母病及子、子盗母气——疾病按相生关系的传变：脏腑在"我生"和"生我"的关系中存在母子双方，母脏受邪会波及子脏。如金能生水，肺属金，肾属水，肺病咳喘日久，不单肺阴精受损，还累及子脏，金不能生水，引起肾阴不足，精气不能上滋于肺，而致肺肾阴虚证。临床中常道"金水相生"，说的就是治疗肺肾阴虚常用的治则。

　　子盗母气也称子病犯母，即子脏的病邪波及"生我"的母脏。如水能生木，肾属水，肝属木，肝为刚脏，肝阳偏亢，则引起肝阴不足，久则累及母脏，耗伤肾阴，则会发生水不涵木之证。滋水涵木就是临床上常用的治疗肝肾阴虚、肝阳偏亢之法（表3，表4）。

表3　母病及子及表现

母脏	子脏	母虚及子	症见	母实及子	症见
木（肝）	心（火）	木不生火	心肝血虚	木亢火旺	心肝火旺
火（心）	脾（土）	火不暖土	心脾两虚	火旺土实	心脾血瘀
土（脾）	肺（金）	土不生金	脾肺气虚	土壅金实	痰湿困脾肺
金（肺）	肾（水）	金不生水	肺肾气虚	金实水停	痰饮阻肺肾
水（肾）	肝（木）	水不涵木	肝肾阴虚	水滞木郁	湿郁下焦

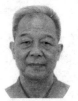

表4　子病及母及表现

子脏	母脏	子盗母气	症见	子病犯母	症见
心（火）	木（肝）	火不养母（木）	心肝血虚	火旺木亢	心肝火旺
脾（土）	火（心）	土虚（心）血亏	心脾两虚	土实血瘀	心脾血瘀
肺（金）	土（脾）	上病及中	肺脾气虚	金实土壅	痰湿困脾肺
肾（水）	金（肺）	水不润金	肾不纳气	水停金实	水饮阻肺
肝（木）	水（肾）	木旺水亏	肝肾阴虚	木郁水滞	湿郁下焦

2）相乘、相侮——疾病按相克关系传变：脏腑在"我胜"和"胜我"的相克关系中出现异常，会出现相乘、相侮的病证。正如《素问·五运行大论》云："气有余，则制己所胜而侮所不胜；其不及，则己所不胜侮而乘之，己所胜轻而侮之。""我"方太强，"我胜"者就会被克制太过，或"我"太弱，"胜我"对"我"的克伐也会相对较重，这种由于相克的太过产生的病证就为相乘。如肝属木，脾属土，木本克土，但临床上常见土虚木乘。

与相克相反的方向出现异常为相侮，即"我"不足，不能克"我胜"，反被"我胜"所侮，或"我胜"一方过于强盛，"我"方被侮。如肺属金，肝属木，金本克木，若木气太旺，或肺气不足，会出现木火刑金之肝火犯肺证（图4，表5）。

229

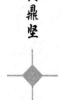

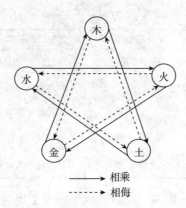

$$\longrightarrow \quad 相乘$$
$$\text{-----} \rightarrow \quad 相侮$$

图4　五行乘侮图

表5　相克异常产生的病证

我	我胜	相乘	症见	相侮	症见
木（肝）	脾（土）	木旺乘土	肝气犯脾	土旺侮木	土壅木郁
土（脾）	肾（水）	土壅乘水	水湿内停	水旺侮土	脾肾阳虚
水（肾）	心（火）	水旺乘火	水气凌心	火旺侮水	心肾不交
火（心）	金（肺）	火旺刑金	阴虚肺燥	金旺侮火	痰火内扰
肺（金）	肝（木）	金旺伐木	肝肺气滞	木旺侮金	肝火犯肺

（2）根据脏腑五行的生克规律确立治疗原则

1）按照相生关系确立母子补泻之法：如临床常用的滋水涵木法、金水相生法、培土生金法。在针灸临床中常应用五输穴的五行属性进行母子补泻，调整脏腑经络的功能。正如《难经·六十九难》云："虚者补其母，实则泻其子。"包括本经和异经母子补泻法。

本经母子补泻法：如肺虚证，肺五行属金，土为金之母，取其本经（输）土穴太渊培土生金；肺实证，水为金

230

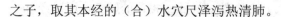

之子，取其本经的（合）水穴尺泽泻热清肺。

异经母子补泻法：如肺虚证，则选其母经的脾经（输）土穴太白或胃经（合）土穴足三里培土生金；肺实证，取子经肾经（合）水穴阴谷或膀胱经（荥）水穴足通谷清泄肺之实邪。

2）根据五行相克规律确定治疗方法：临床常用抑木扶土法、培土制水法、佐金平木法、泻南补北法。

3. 脏腑与经络　如果说中医学中的阴阳与五行学说是受中国古代哲学思维方式的影响，那么藏象和经络学说则是来源于对人体器官组织结构细致的观察和分析，是形态和功能的高度统一。《灵枢·海论》云："夫十二经脉者，内属于脏腑，外络于肢节。"《灵枢·本脏》云："经脉者，所以行血气而营阴阳，濡筋骨，利关节者也。"说明通过经络联系将人体的脏腑、组织器官、表里上下组成一个有机的整体，完成各种生命活动。《素问·调经论》则进一步强调经络在协调五脏气血、防治疾病中的重要作用，书中云："五脏之道，皆出于经隧，以行血气，血气不和，百病乃变化而生，是故守经隧焉。"临床中根据经络脏腑络属，指导立法（术）而确立治则和处方。

脏者为阴，腑者为阳，脏之在胸者与手相连，属手三阴，脏之在腹者与足相连，属足三阴，六腑以其表里相合关系与六脏及阳经联系。《灵枢·经脉》中将肺与大肠、胃与脾、心与小肠、膀胱与肾、心包与三焦、肝与胆的表里络属、生理联系、病证变化做了详细的论述。《素问·皮部论》还详细论述病邪传注于脏腑的途径，即皮毛（某经脉

231

体表分布区域）—络脉—经脉—相连的脏腑，所以经脉与脏腑的联系是中医辨证特别是针灸临证的重要依据。

经络的表里络属关系如下。

（1）肺经与大肠经：互为表里的肺经与大肠经脏腑病证，表现为咳嗽、气喘、胸部胀满、便秘、腹泻、肠鸣、当脐而痛，咽喉、鼻部、津液的疏泄发生病变，皮肤呈白色，情志多悲。

（2）胃经与脾经：互为表里的胃经与脾经脏腑病证，表现为心下急痛、腹胀、善噫、飧泻、食不消、水肿，四肢、肌肉消瘦、无力，皮肤呈黄色，情志多忧。

（3）心经与小肠经：互为表里的心经与小肠经脏腑病证，表现为心痛、胸胁支痛、少腹胀痛、腰脊控睾而痛、里急后重、心烦、不寐、口舌糜烂，皮肤呈红色，情志或喜或悲。

（4）膀胱经与肾经：互为表里的膀胱经与肾经脏腑病证，表现为腰脊酸痛、二便不利、咳喘、善恐心惕，骨、发、齿、耳、生殖、月经等器官或功能发生异常，皮肤呈漆黑，情志多惊恐。

（5）心包经与三焦经：互为表里的心包经与三焦经脏腑病证，表现为心痛、心悸、胸闷、腹胀、二便不利、水肿、神志异常、昏厥，皮肤可呈赤色，情志或喜或悲。

（6）胆经与肝经：互为表里的胆经与肝经脏腑病证，表现为胁下满而痛引小腹、目眩、口苦、呕逆、善太息、疝气、癃闭、遗尿，筋骨、爪甲、生殖、月经等器官或功

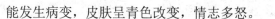

能发生病变，皮肤呈青色改变，情志多怒。

根据经络的表里络属关系，临床上治疗表里经病证常用主客取穴配方。如肺与大肠兼病，以咳嗽为主兼有胃肠症状，则取肺经原穴太渊配大肠经络穴偏历主之。

4. 脏腑与气血

（1）气血的概念：气血为人体生命的主要物质，即营养机体、维持和推动生命活动的根本。气属阳，血属阴，同为机体指令、调控、传递信息的载体。

1）气：气有二义，一指体内流动着富有营养的精微物质，如水谷之气、呼吸之气；二泛指脏器组织的机能，如五脏之气、六腑之气等，此等包括源于父母授予的原气（真气、正气、元气）。生自水谷，源于脾胃，性刚行速，主卫外肌肤者称卫气；化气循行脉中，泌其津液而濡养输布全身者称营气；聚布胸中，搏动不休，推动呼吸，营养血脉运行者称宗气。

中国古代哲学家认为，气是宇宙的本原，《论衡·自然》曰："天地合气，万物自生。"中医学直接用气的哲学概念解释天地万物的生长变化，《素问·天元纪大论》曰："太虚寥廓，肇基化元，万物资始，五运终天，布气真灵，总统坤元。"《素问·宝命全形论》曰："人以天地之气生……天地合气，命之曰人。"又曰："天地合气，别为九野。"

《素问·阴阳应象大论》曰："故清阳为天，浊阴为地。地气上为云，天气下为雨。"气的变化即气化，也是自然界的基本运动形式。《素问·五常政大论》曰："气始而生化，气散而有形，气布而蕃育，气终而象变。"气化是自然界生生不息的生机所在，其基本运动为气的升降出入。

中医学认为，人体之气的主要来源包括禀受父母的先天之气、来源于水谷精微的后天之气、来自于自然界的清阳之气，通过肺、脾、肾等脏器的生理功能合成，又根据所处的位置、发挥的功用不同，可以分为3种。一为元气，也称"原气"，主要由肾中精气组成，通过三焦流行全身，是机体生命活动的原动力。二为宗气，也命曰"气海"，来源于自然界的清气和水谷精微，积于胸中，走息道以行呼吸，贯心脉而行气血，与心、肺两脏关系密切。三为营气、卫气，二者主要由水谷精微的精华化生，如《灵枢·营卫生会》云："人受气于谷，谷入于胃，以传与肺，五脏六腑，皆以受气，其清者为营，浊者为卫，营在脉中，卫在脉外，营周不休。"《素问·痹论》认为营气"和调于五脏，洒陈于六腑，乃能入于脉也"。《灵枢·本脏》曰："卫气者，所以温分肉，充皮肤，肥腠理，司开阖者也。"营卫二气主要与脾、胃、肺关系密切。气主要发挥温煦、固涩、推动、升提、防御、气化的作用，也是脏腑生理活动的表现。

2）血：指血液、津液，源于中焦脾胃，《灵枢·决气》云："中焦受气取汁，变化而赤，是谓血。"指由食物精华通过气化作用而生成的一种营养物质，合营气，泌津液，循环运行于经络，以濡润全身，奉养脏腑、四肢百骸，维持生命活动。

血的概念也来自对自然现象的认识，《管子·水地》云："水者，地之血气，如筋脉之通流者也。"在先秦时代，

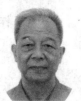

人们对血气已经有了普遍的认识，不仅仅局限在医学方面。《论语·季氏》记载了人体生长阶段血气的变化，书中云："少之时，血气未定……及其壮也，血气方刚……及其老也，血气既衰。"

血的化生主要与脾胃运化功能有关，故有"中焦受气取汁，变化而赤，是谓血"之说。血主要发挥濡养的生理功能，五脏对血的生成和生理功能发挥起调节作用，如肝藏血、脾统血的功能对血液的统摄起重要作用，心主血脉、肺朝百脉的功能与血液运行的迟速关系密切。肾主藏精，精血同源，精气充足则能养肝充血（水能生木）。

总之，气的概念广泛，古人认为气是构成客观世界的最基本物质，并以此解释宇宙间的各种事物，中医视之为生命攸关的物质；血是维持生命活动的物质基础。气血相互依存，相互融合协调，亦相互影响，相互为用，关系密不可分。有如"气能生血""气能行血""气为血帅""血为气母"之说，其功能作用对中医临床有重要的指导意义。《素问·八正神明论》曰："血气者，人之神，不可不谨养。"《素问·调经论》曰："血气不和，百病乃变化而生。"说明有气的推动、血的营养，人的机体才能维持正常的生理活动，一旦在病因作用下，平衡受到破坏，病理上就会出现诸如气虚、血虚、气滞、血瘀、气逆等证，由于气血之间是相互为用的，只有协调二者的关系，补虚泻实，行气、理气、降气、补气、活血化瘀等，才能使机体保持正常的运转。

（2）脏腑与气血的临床意义：气血的概念来源于古人对宇宙、自然界和生命的认识。气血是生命活动的形式，是人体生命的主要物质，是营养机体和维持、推动生命活动的本原，气属阳，血属阴，同为机体指令、调控、传递信息的载体。它们既产生于脏腑组织的生理功能活动，又是脏腑功能活动的物质基础。

由于气血是脏腑生理功能活动的产物，所以脏腑的功能失调也会导致气血失调，变生他病。临床上可以根据脏腑功能与气血的生化指导诊断、养生等。

脏腑功能失调导致的气血病证可归纳为以下两大类。

1）气血虚证：多与脾、肺、肾有关。

饮食劳倦使脾的脏腑功能失调，导致气的温煦、固涩功能失常和血的化生无源，可见清阳不升之头痛、脘腹胀闷之纳呆、水谷不化之泄泻、痰饮内停、水肿、全身气血不足之眼花、便血、月经崩漏等。常灸百会以升提；灸神阙补三焦，健中生血；取隐白、三阴交、血海、丰隆调经理血。

外感等使肺的脏腑功能失调，导致气的宣发、肃降、通调水道和朝百脉的功能失常，可见气短、咳喘、表虚自汗、痰饮，甚则水肿、血行不畅、咯血等。常取孔最、尺泽、太渊、合谷、复溜主之。

先天不足、房事劳倦使肾的脏腑功能失调，导致肾失封藏，肾不纳气，蒸腾气化功能失常，可见气喘、遗精、早泄、不孕、月经不调、二便不利、遗尿、水肿等。常取神阙、关元、气海、肾俞补肾纳气，三阴交调经。

脏腑之间还可相互影响，导致气血虚证。脾胃气虚，气血生化无源，则肝、心血虚，血不养筋、荣目，则肢麻、关节屈伸不利、眼花干涩；血不养心，则失眠多梦、心悸、面色无华。针灸多取相关背俞穴调理脏腑功能。

2）气滞血瘀、血热证：多与心、肝有关。

寒凝血脉使心的脏腑功能失调，导致血脉运行不利，可见心悸、心痛、自汗、脉涩、舌有瘀斑等。常灸心俞、膈俞，针内关、肩井。

情志不畅使肝的脏腑功能失调，导致肝气疏泄失常，可见胸胁胀闷不适；肝气郁结犯胃，可见嗳气吞酸、脘痛；气滞血瘀、痰结，可见瘿瘤、乳房结块、女子痛经、男子睾丸坠胀；气滞郁而化火，可见头胀痛、急躁易怒；火伤及血络，可见咯血、呕血，甚则血菀于上，发为薄厥。常取膈俞、至阳、肝俞、合谷、太冲治疗。

气血双调是治疗疾病的关键。当见虚证时，单纯补血则截留不开源，只有通过补气生血以使气旺，血才能有生化之源。血随气逆，出现晕厥或咯血时，则应降气和血。气能摄血，气虚致便血、崩漏等，则应补气摄血。血能载气，血脱者气脱，急则补气固脱，如选独参汤急救。气行血行，血瘀时则用行气、理气之品方能活血，如用血府逐瘀汤加减主之。

脏腑的生理功能失调会变生他证，也与气血运行失常有关，故《素问·调经论》云："五脏之道，皆处于经隧，以行血气，血气不和，百病乃变化而生，是故守经隧

237

焉。"所以，在治疗脏腑疾病中，除根据脏腑的生理功能、病理变化调整脏腑之间的平衡，还要注意气血的调和，而调和人体气血的方法在于保持脏腑通道即经脉的通畅。《素问·八正神明论》明确指出调气血的针刺法则，书中云："法天则地，合以天光……泻必用方……补必用圆……故养神者，必知形之肥瘦，荣卫血气之盛衰。血气者，人之神，不可不谨养。"顺应自然界的变化，使阴阳气血调和，形与神俱，方是养身保健、延年益寿的长寿之道。

三、经络

（一）经络的概念

经络，即经脉、络脉的总称，指整个经络系统组织结构的分布走向、功能、作用、病候特征及输会穴道而言。

《灵枢·海论》认为经络"内属于脏腑，外络于肢节"。《灵枢·脉度》云："经脉为里，支而横者为络。"脏腑阴阳各有其经，如为筋骨，各有所主，明其部位以定经，寻其流以寻源。

1. 经络系统的组成　经络基本结构包括十二正经及其连属部分（十二经别、十二经筋、十二皮部）、奇经八脉、十五络脉。

（1）十二正经：为经络系统的主干，纵行人身上下、表里、内外，部位较深，有特定的循行路线、方向、分布规律和腧穴。分手、足三阴三阳经。每条经脉直属一脏或一腑，并有络属关系，即阴经属脏络腑而出行于体表阴面，阳经属腑络脏而出行于体表阳面。

1）手三阴经

手太阴肺经：属肺脏而络表里经之大肠腑，出自胸（中府）而走手臂之内侧前面达拇指桡侧端后甲旁（少商），共有腧穴11穴。

手厥阴心包经：属心包脏而络表里经之三焦腑，出自胸乳旁（天池）而走手臂之内侧中线达中指正中指甲游离前指间（中冲），共有腧穴9穴。

手少阴心经：属心脏而络表里经之小肠腑，出自腋下（极泉）而走手臂之内侧后面达小指桡侧端后甲旁（少冲），共有腧穴9穴。

2）手三阳经

手阳明大肠经：属大肠腑而络表里经之肺脏，从食指桡侧端后甲旁（商阳）而走手臂之外侧前面上肩颈前达鼻旁（迎香），共有腧穴20穴。

手少阳三焦经：属三焦腑而络表里经之心包脏，从无名指尺侧端后甲旁（关冲）而走手臂之外侧中线上肩颈侧面耳后达眉梢（丝竹空），共有腧穴23穴。

手太阳小肠经：属小肠腑而络表里经之心脏，从小指尺侧端后甲旁（少泽）而走手臂之外侧后面上肩胛、颈侧达耳前（听宫），共有腧穴19穴。

3）足三阴经

足太阴脾经：属脾脏而络表里经之胃腑，从大趾内侧端后甲旁（隐白）而走下肢内侧前中线上胸腹第三侧线达侧胸（大包），共有腧穴21穴。

足厥阴肝经：属肝脏而络表里经之胆腑，从大趾外侧端后甲旁（大敦）而走下肢内侧中前线上绕阴器达胁部（期门），共有腧穴14穴。

足少阴肾经：属肾脏而络表里经之膀胱腑，从足心（涌泉）而走下肢内后侧线上胸部第一侧线达胸（俞府），共有腧穴27穴。

4）足三阳经

足阳明胃经：属胃腑而络表里经之脾脏，出目下（承泣）经颈前行胸腹第二侧线而走下肢外侧前面达次趾外侧端后甲旁（厉兑），共有腧穴45穴。

足少阳胆经：属胆腑而络表里经之肝脏，出目外眦（瞳子髎）经头颈侧行胁腰侧而走下肢外侧面中线达第4趾外侧端后甲旁（足窍阴），共有腧穴44穴。

足太阳膀胱经：属膀胱腑而络表里经之肾脏，出目内眦（睛明）经头顶第一线下项后行腰背第一、二侧线而走下肢后外侧达小趾外侧端后甲旁（至阴），共有腧穴67穴。

（2）十二经脉的连属部分

1）十二经别：是十二正经"出、入、离、合"的别行部分，辅佐正经之不足，扩大经脉的主治范围，如厥阴经不上头，则取百会治疗厥阴头痛，是借经别的作用。

2）十二经筋：别于正经，主要结聚输布于筋肉系统，主行体表关节，加强对骨骼关节的联络、约束，调节筋腱气血，维系运动功能。如取筋会阳陵泉治膝痛以及周身关节疼痛，多以局部及周围的筋结反应点为主进行调理。

3）十二皮部：别于正经，主行于体表，是正经皮肤

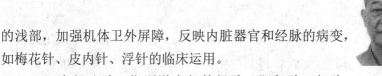

的浅部，加强机体卫外屏障，反映内脏器官和经脉的病变，如梅花针、皮内针、浮针的临床运用。

（3）奇经八脉：指别道奇行的经脉，即任脉、督脉、冲脉、带脉、阴维脉、阳维脉、阴跷脉、阳跷脉八脉。"奇"还在于均不隶属任一脏腑，亦无表里络属关系，但纵横交错分布正经间，又作用于十二正经，起积蓄、渗灌、约束、统领经脉气血及调节阴阳的作用。

（4）十五络：十二经加任督二脉合称十四经，各别出一络，加脾之大络，计15络。名称以别出正经走向表里经处定其名，共15穴。因阴经支走表里之阳经，阳经支走表里之阴经，故有一络通二经的特殊功能。别络又细分出无数分支，称孙络、浮络，深布周身体表部位，亦起加强渗灌气血的作用。

（5）经络的纵横关系：经络有"标本""根结""气街""四海"之特点，系在经络分布和气血运行基础上，从加强整体的角度所归纳并进一步阐述有关特殊部位的重要关系，强调人体四肢和头身密切相关，如膝肘关节以下的五输穴与头胸、腰背上下内外的关系。

总之，经络犹如网络遍布周身，是机体各组织器官联系的途径，是濡养一身的气血通道，纵横交错，阴阳相接，循环无端，生生不息。这一理论一直指导着中医学的发展，尤其对针灸学的影响最为深刻。

2.十二经脉的分布规律　十二经脉在体表对称分布，阴经分布在四肢内侧和胸腹，阳经分布在四肢外侧和头面、躯干。阳经为阳明经在前，少阳经在中，太阳经在后；阴经为太阴经在前，厥阴经在中，少阴经在后，但足三阴经在内踝上 8 寸以下为厥阴经在前，太阴经在中，少阴经在后。

3.十二经脉流注、循行特点

（1）十二经脉相传顺序：肺—大肠—胃—脾—心—小肠—膀胱—肾—心包—三焦—胆—肝。"阴升阳降"的交接规律：相表里的阴阳经多在四肢末端交接，同名的阳经与阳经多在头面交接，相互衔接的阴经与阴经多在胸腹部交接。简记为"阴阴胸（腹），阳阳头，阴阳末"。

（2）十二经脉循行走向的总规律：手三阴从胸走手，手三阳从手走头，足三阳从头走足，足三阴从足走胸腹（图5）。

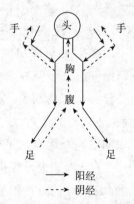

图5 十二经脉循行走向总规律

（二）经络与阴阳、脏腑、气血的关系

内容参考相关章节。

（三）经络的临床指导意义

《灵枢·经别》曰:"夫十二经脉者,人之所以生,病之所以成,人之所以治,病之所以起,学之所始,工之所止也。"后世喻嘉言概括为"凡治病不明脏腑经络,开口动手便错"。临床总结可谓深刻,意义重大。

1. 生理方面

（1）运行气血,濡养周身:气是构成人体的基本物质,血是濡养滋润人体的源泉。《灵枢·本脏》曰:"经脉者,所以行气血而营阴阳,濡筋骨,利关节者也。"即人体的气血是通过经络的转输而弥漫全身,使组织器官得到营养和功能的发挥,以维持人体生命的正常活动。

（2）联系整体,有机统一:经络犹如网络一般,遍布周身,维系人体成为一个有机整体,即通过经络组织"内属于腑脏,外络于肢节"的特殊结构,"通表达里,穿行上下"之联系功能,使人体五脏、四肢百骸、五官九窍、皮肉筋脉成为一个有机、协调、统一的整体。

（3）调节平衡,维护健康:平衡、和谐堪称是中医学的中心思想,人体作为一个统一的整体,保持机体各组织功能的发挥和有机融合,靠的是经络的沟通和濡养,以及自身的调节、控制和传导功能,沟通和协调处理来自体内、体外的信息。"以平为期",如此才能不断提高机体防卫、抗病的能力,战胜疾病,健康长寿。

2. 病理方面　指在病因的作用下,生理功能失调,经络又成为传注、反映疾病的途径。

（1）传注病邪途径

1）由表及里：常见一些外感疾病，当体表受邪时，卫气虚而传里，由浅入深，或由经络而至脏腑为病，如外感风寒，肺失清肃而出现咳嗽、呕吐、腹泻等胃肠道症状。《素问·缪刺论》曰："夫邪之客于形也，必先舍于皮毛，留而不去，入舍于孙脉，留而不去，入舍于络脉，留而不去，入舍于经脉，内连五脏，散于肠胃。"

2）由里及表：指一些内伤疾病，病内而现外，如肝病现于目，肾病及于耳。《灵枢·邪客》曰："肺心有邪，其气留于两肘……肾有邪，其气留于两腘。"

（2）反映疾病信息：临床常可见在体表经络循行线或所过部位的感觉、色泽、形态、温度异常，这往往是疾病的征兆。十二经脉的病候就是经络系统反映出来的病理现象和发病的规律性。

3. 审证方面　针灸临床诊察辨证是在四诊、八纲的基础上，尤注重经络的诊察，将经线、穴点、区部的点、线、面相结合，参照现代生化、电生理、影像学等技术获得的"证据"，从而由表及里，进行经络脏腑的辨证分析，并加以归纳，以明确病因、病机、病位及病性，为治疗提供依据。

4. 防治方面

（1）知传变立对策：根据疾病的传变特点，指导临床表现为无病早防、有病早治、既病防变。

《素问·阴阳应象大论》云："故邪风之至，疾如风雨，故善治者治皮毛，其次治肌肤，其次治筋脉，其次治六腑，

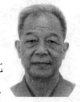

其次治五脏。"提倡有病早治、早防。早在《难经·七十七难》就有"既病防变"的思想，书中云："所谓治未病者，见肝之病，则知肝当传之与脾，故先实其脾气，无令得受肝之邪。"这也是后世"先安未受邪之地"思想的来源。

（2）据功能（异常）判病证：根据经络的功能，指导临床病证的辨证、诊断。

经络内联脏腑，外络肢节，可以反映病候，所以临床中可根据经络腧穴的功能指导辨证和诊断，如《灵枢·九针十二原》曰："五脏有疾也，应出十二原，而原各有所出，明知其原，睹其应，而知五脏之害矣。"原穴是脏腑气血经过和留止的部位，是反映内脏生理功能、病理变化的窥镜。

（3）按病情定治法：根据临证辨证结果，制订可行的治则、治法。

脏腑经络辨证是临床立法的基础。如《灵枢·背腧》曰："则欲得而验之，按其处，应在中而痛解，乃其俞也。灸之则可，刺之则不可。气盛则泻之，虚则补之。"脏腑腧穴内应脏腑，有何病变可通过扪按验之，对五脏腧穴只能用灸法，不能用刺法，以免伤及内脏（也许受当时针技之限制），邪气盛则用泻法，正气不足则用补法。又如《素问·调经论》明确指出："五脏者，故得六腑与为表里，经络肢节，各生虚实，其病所居，随而调之。病在脉，调之血；病在血，调之络；病在气，调之卫；病在肉，调之分肉；病在筋，调之筋；病在骨，调之骨……必谨察其九候，针道备矣。"

（4）据经选穴配方：循经取穴是临证取穴配方的基本原则。如腰痛的治疗，遵《素问·刺腰痛》列举的诸经脉的症状，并根据何经所致选取相应的膝关节以下的穴位，上下配合进行治疗。

根据"经络所过，主治所及"的说法，凡本经经穴均可主治本经所属脏腑病候及所过部位器官组织的病痛，即所谓治疗本经内腑及外经病变。

（5）据药物归经指导对证用药择方：《素问·六节藏象论》曰："地食人以五味……五味入口，藏于肠胃，味有所藏，以养五气。"五味对五脏各有偏嗜，《素问·宣明五气》曰："酸入肝，辛入肺，苦入心，咸入肾，甘入脾，是谓五入。"以五味嗜五脏，十二经脉"是动病""所生病"，六经分经论治为基础，形成了以药物按其主治病证归属经络的药物归经理论。通过这一理论，进一步明确了药物作用对脏腑组织器官的针对性和选择性，为临床辨证论治、用药择方及提高疗效提供了更丰富的药学理论和实践经验。如白芷、柴胡、吴茱萸、藁本皆治头痛，但白芷入阳明经，故阳明头痛选白芷；柴胡入少阳经，故少阳头痛选柴胡；吴茱萸入厥阴经，故厥阴头痛选吴茱萸；藁本入太阳经，故太阳头痛选藁本。

"针道"的内涵

针灸临床思维包涵着在针灸理论指导下的实践，要求遵循针灸学术思路，按照针灸诊治的程序、步骤和要求进行辨证、辨经、辨病论治，尤其强调要具备理论与实践结合、动手与动脑结合的综合素质。《灵枢·九针十二原》中有对针灸治疗取效的记载，书中云："今夫五脏之有疾也，譬犹刺也，犹污也，犹结也，犹闭也。刺虽久，犹可拔也；污虽久，犹可雪也；结虽久，犹可解也；闭虽久，犹可决也。或言久疾之不可取者，非其说也。夫善用针者，取其疾也，犹拔刺也，犹雪污也，犹解结也，犹决闭也。疾虽久，犹可毕也。言不可治者，未得其术也。"黄鼎坚教授认为，所得其术之"术"，其意义应包含"针道"和"针术"两方面。道，即中医之道。自然之生生之道，临床实践以扎实的理论基础为指导，主要突出整体观、辨证观、动态平衡观三大观念；术，中医的辨证思维，施治方式、方法和技巧。二者是理论与实践的统一，知识与能动的统一，二者不可偏废。勤于所学，勇于实践，方可得心应手。

有机的整体观、全面的辨证观、动态的平衡观，是始终贯穿针灸临床的主导思想。

一、有机整体观

整体观是完整统一体的意思。观，即观点、观念、看法。整体观显然是一种从整体看问题，从宏观看事物的观念，它具有哲学的思维。以宏观为本、微观为标的认识方法是其特点。

中医学的有机整体观认为，人是一个有机的统一体，无论从结构上，还是从功能上，或从内外关系上都被看

247

成一个整体。任何一部分都是这个整体不可分割的单位，即功能单位，它们相互联系，相互影响。比如"天人合一""天人相应"这些观点认为，人和自然界息息相关，是一个统一的整体。所以考虑中医的问题要全面、要系统，把局部和整体联系起来分析归纳才是完整的。绝不能以偏概全，否则会犯"一叶障目""见木不见林"的错误。

中医有机整体观的理论表达，如阴阳五行学说、脏腑经络学说、卫气营血学说等，无不贯穿这一核心，并一直有效地指导着中医的临床实践，证明中医有机整体观的科学性和生命力。

中医有机整体观犹如高级模糊数学、物理学的混沌理论一样，都是宏观思维，进一步研究、探讨、弘扬整体观，对学科的发展有重大的意义。

针灸临证，在中医有机整体观念的影响下，应用循经取穴配方，上病下治、下病上治、左病右治等，就是从整体考虑，并非片面的头痛医头、脚痛医脚。

二、全面辨证（论治）观

辨，即辨别、分析、归纳，是认识事物的方法；证，即事物的存在、变化及表现的特定证据。辨证是建立在整体观基础上分析、归纳、认识事物的方法。辨证是论治的依据，论治是辨证的验证。辨证论治是中医学的精髓。

中医辨证的方法，首先通过四诊对人体在致病因素影响下所反映的症状、症候群、征兆和体征进行全面、细致、深入、具体地审察，在四诊基础上用八纲、脏腑、经络、卫气营血等学说加以比较、分析、归纳、推测、客观判断，明确其病变之所在，病变的性质，病邪的深浅、轻重、缓急，邪正的消长趋势，结合病体机能状态做出诊断。

临床实践证明，没有全面系统的辨证，就不能有准确有效的治疗。

针灸临证，如表里主客配穴法、五行五输母子配穴法及灵龟八法、八脉交会穴配穴法等都使用了中医的辨证观，其疗效又使辨证观得到有效的验证。

三、动态平衡观

动态，即改变原来位置或状态而言，泛指事物发展变化的情况。平衡，原指事物矛盾暂时地相对统一，或指两个或两个以上的力作用在同一物体上，各方面的力相互抵消，使物体趋于相对静止的稳定状态而言，又被称为恒动观。

中医学的动态平衡观认为，无论是人或物，还是自然界，抑或社会，乃至整个世界都在变化、运动着，并且只有处在相对统一的稳定状态下才能很好地生存发展。

综观中医疗法的"调和之道""中和之法""以平为期"，一切都是为了和谐与平衡，形神若一，使机体内部协调，内外协调，人和自然协调，人和社会协调。一切手段都是为"调和"，临床"一针二灸三用药"也是如此。

针灸临证，补虚泻实、补泻先后法则的运用，或在选方配穴基础上的手法调理，目的都是令不足的正气得以充实，低下的功能得以恢复，抵抗力得以提高；令邪气有余

黄鼎坚

得以疏泄，亢进的机能得以抑制。总之，以达和平、康复为要。

审证与经络诊察之方法

审证言诊，是医生检查病情、病证的意思，又称诊证。

审证，指审察、诊察病证。病，即损害或指机体发生不健康的现象；证就是凭证、证据。

中医学对病证的认识按内外分，可大致分为两大类：一类指内腑（脏），即内脏器官及所属官窍、奇恒之腑之藏象的证候；一类指外经，即经脉及连属部分所过之体表肌肤部位（如十二经体表循行所过之处）之证候。

造成疾病发生的因素，古有内、外、不内不外三因论，同时，在疾病发生发展的过程中，对有机体组织器官的结构、功能及其相互关系所决定的内在变化程度，务必详加考究，以便明确对其病理、病性的认识。

中医审察诊证一般是从"症""征"入手，以"望、闻、问、切"四诊为主要手段，通过四诊全面系统、细致、深入地搜集信息病情，以"阴阳、表里、寒热、虚实"八纲分析、归纳、把握病况。四诊八纲自古以来一直作为中医的重要诊察手段而沿用至今。随着时代的进步、科学的发展，诊察方式、方法在扩大，手段也越来越高明，古有"三部九候"、十二经脉诊，今有头诊、耳诊、目诊、面诊、

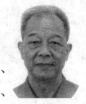

鼻诊、人中诊、舌诊、唇诊、腹诊、脐诊、手诊、足诊、背俞诊，更有如肉眼直观不透不及的，现代应用放大镜、显微镜、内窥镜、影像学之扫描检查，手触不明还剖腹切开探查等。

针灸临证，在四诊八纲辨证的基础上，尤重脏腑经络诊察，对经络腧穴的色、形、质地进行审察、揣摩，再以经脉之"所属""所过""相关"组织器官部位的症征加以归纳，进一步明确疾病所在部位（在脏、在腑、在经、在络），最后遵循"经脉所过，主治所及"的理论指导定经、选穴、配方，然后给予治疗。

经络诊察是针灸临床特定的诊疗手段。《灵枢·经脉》记载了十二经脉病候，临床上通过十二经脉与脏腑的联系来推断病因，故《灵枢·卫气》云："能别阴阳十二经者，知病之所生。"因此，在针灸临证中，主要是根据患者的主诉及病候，按病变的部位进行经络诊察，结合"审、切、循、扪、按"诸法，对经脉循行线上的压痛、皮下结节、条索状物、凹陷、肿胀、皮肤颜色等进行诊察，找出异常的变化征象，然后分析、推断疾病的病位、病性及病势，决定治疗方案。在长期的实践中，黄鼎坚教授将传统的经络辨证和近代的经络全息疗法融合，形成了独具特色的经络诊察方法，如循经查因、络脉视诊、第2掌骨侧全息诊法、手诊法、足部反射区按压诊察、背俞穴和原穴诊察、目诊、耳诊、切脉。

1.循经查因　《医门法律》云："凡治病不明脏腑经

络，开口动手便错。"黄鼎坚教授在八纲、脏腑辨证的基础上，尤其重视经络辨证。他强调根据十二经脉循行部位进行望、循、扪、切、按是经络诊察的重要方法，如痿证诊察中根据"治痿独取阳明"之说，需要对胃经与脾经进行循经诊察，查找相关反应点，从而为选穴立法提供依据。同时，他在经络辨证中注重经脉和脏腑之间的联系，他认为，经络辨证的基础与脏腑的生理功能、病理变化也密切相关，如痿证的诊察中就利用了"脾为气血生化之源"这一脏腑理论。黄鼎坚教授指出，经络辨证必须注意以临床病候为线索，以经络异常变化为依据。在治疗失眠时，黄鼎坚教授注意到，由于心开窍于舌，心火常引起失眠患者口舌生疮，这一类失眠的患者常在玉枕穴有反应，有结节（玉枕穴是与心经互为表里的小肠经的同名经足太阳膀胱经之穴)，治疗后随着患者失眠的消失，玉枕穴的反应点也会消失，口腔溃疡不治而愈。肾脏的病变常在筑宾有反应点。此外，循经诊察还可以判断愈后，对中风下肢瘫痪的患者，黄鼎坚教授常用毫针刺激隐白穴，观察患者肢体的抽动情况，判断患者肢体肌力的恢复程度。

2.络脉视诊　黄鼎坚教授十分注重络脉的诊察，《针灸甲乙经》云："络盛则入客于经。"他根据六经皮部归属判断络脉的病变，如对于腰痛的患者必查其委中穴，若其络脉显露，可选刺络放血。另外，对于风热湿痹，在循经查因的基础上，局部查络，若见其络脉色红或色暗，尤宜配合局部刺络放血。

3. **第 2 掌骨侧全息诊法和手诊法**　黄鼎坚教授提倡学宜广，博采众家之长，深入学习全息理论和疗法。在诊治疾病中，第 2 掌骨侧全息诊法是他经常应用的一种诊察方法。如胃病患者会在第 2 掌骨侧中点有反应点，颈椎病和腰痛患者分别在第 2 掌骨侧上半的上 1/3 与下 2/3 的交点及第 2 掌骨侧下半的中点有反应点，他把这些反应点作为治疗点。黄鼎坚教授认为，第 2 掌骨侧诊法是《黄帝内经》中"以痛为腧"的应用。

手诊法也是黄鼎坚教授常用的诊法，拇指和大鱼际（艮位）主脾、胃疾病，食指和巽位与肝、胆疾患有关，中指和离位与心、小肠疾病有关，无名指和兑位与肺、大肠疾病有关，小指和坎、坤位主肾和膀胱疾病。在诊治一位痿证患者的过程中，黄鼎坚教授发现其艮位（大鱼际）肌肉萎缩明显，颜色苍白，按之松软，问诊患者，患者由于呛咳，进食十分困难，因脾主肌肉，脾胃运化失常，则见艮位反应明显。

4. **足部反射区按压诊察**　黄鼎坚教授认为，足部反射区疗法不仅是可以广泛推广的无创性的保健治疗方法，而且足部反射区也是诊察疾病的部位。足三阴、足三阳经都通过足背或足底，通过这些经脉，足部反射区与全身的脏腑组织器官相连。如一多发性硬化患者，中医诊为痿病，患者舌苔白腻，不思饮食，神经系统检查有真性延髓性麻痹、小脑共济失调，按压足部反射区的脑干、小脑发现有反应，按压足底的肾区、肾上腺、腹腔神经丛，患者表情

253

痛苦，局部有气泡感。这些敏感的反射区为治疗疾病提供了依据和新的治疗方式，与西医学的辨病不谋而合。

5. 背俞穴和原穴诊察 《灵枢·背腧》云："则欲得而验之，按其处，应在中而痛解，乃其俞也。"背俞穴是脏腑之气输注于背腰部的腧穴，在足太阳膀胱经的第一侧线上。在诊疗中，黄鼎坚教授特别注重诊察背俞穴，以了解相应脏腑的功能，如胃脘不适必查胃俞、脾俞，胃脘痛在督脉的至阳也常有反应，腰痛的患者查肾俞、命门，痛经的患者查上仙穴（十七椎）等。治疗五官之疾从五脏出发，即"五脏有疾，当取之十二原"。治疗眼底疾病，当查肝肾之原穴太冲、太溪和背俞穴肾俞、肝俞，从脏腑经络的联系上辨证，审慎立法，才可事半功倍。

6. 目诊 黄鼎坚教授常说："方刺之时，必在悬阳及与两卫。"目诊针刺过程中的治神之要，也是审神之法。目诊以五轮学说为基础，主要观察白睛和肉轮内的颜色。若肉轮内的颜色苍白，多为脾胃虚弱、气血亏虚。白睛的颜色按《灵枢·论疾诊尺》所说："目赤色者病在心，白在肺，青在肝，黄在脾，黑在肾。黄色不可名者，病在胸中。"还可根据白睛上络脉的位置，按彭静山对眼区的脏腑分布进行辨证，白睛有脉络色暗，多为久病入络。

7. 耳诊 小肠、三焦、胆经的经脉直接入耳，耳穴诊疗古已有之。20世纪50年代至80年代，耳穴诊疗方法得到完善和推广。耳诊主要是通过望诊和触压来诊断疾病。耳穴诊察也是黄鼎坚教授临床诊疗中惯用的方法之一，如

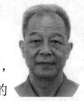

舌象上发现脾失健运的患者，在耳穴上可见胃区颜色苍白，急性腰痛的患者在对耳轮的腰椎部可见络脉，神经衰弱的患者在耳穴上可见心区的皮肤毛孔粗大伴有皮屑。

8. **切脉** 黄鼎坚教授在寸口脉诊的基础上还诊太溪脉、跗阳脉、神门脉，特别是疑难病、危重症患者，以察脾胃和肾气、心气，先后天之气，五脏六腑所主之气，判断疾病转归。

在临床上常有脉证不合之象，通过系统的经络诊察，其反应点、敏感区或对应的脏腑组织器官是针灸立法补虚泻实、选穴处方的依据。

针灸施治方略

施治，是以辨证为依据，根据病因、病性、病位、病势制订治则，根据治则确定治法，采用特定的手段进行调治。

一、总则

1. **治病必求其本** "本"即本于阴阳，阴阳是事物发展变化的规律。"一阴一阳之谓道，偏阴偏阳之谓疾"，疾病的产生与阴阳失衡有关，阴阳为八纲辨证之首，"察色按脉，先别阴阳"。治疗上则应"调和阴阳，以平为期"。

2. **补虚泻实** 补虚泻实是针灸治疗的根本原则，是临床施术的依据。"虚"即为正气（经气）不足，"实"为邪

255

实（经气阻滞不通）。《灵枢·经脉》中对此有更明确的施术指导，书中云"盛则泻之，虚则补之，热则疾之，寒则留之，陷下则灸之，不盛不虚以经取之。"对于热证予浅刺、疾发，不留针，如放血泻热，就是泻之；对寒证留针、候气，如配合艾灸，就是补之。

3.急则治其标，缓则治其本 《素问·标本病传论》曰："病有标本……知标本者，万举万当，不知标本，是谓妄行。"掌握疾病的本质和变证才能治好疾病。在治病求本的情况下，着重治疗疾病产生的主要因素，如《素问·至真要大论》曰："必伏其所主，而先其所因。"而对一些急症，如"先热而后生中满者治其标……先病而后生中满者治其标"，即胃中胀满，腑气不通，饮食无以传化，则要急则治标。如中风患者便秘为腹气不通之象，病情常会加重，而致神志不清或引起昏迷，此时可通腑泄热，治标为主。现代研究也发现，通便可有降脑压的功效。

二、手段

针灸施治的手段是"一针二灸三用药"。

针灸疗法是通过针刺、艾灸的机械、温热来刺激经穴，从而实现调治的目的。药物是根据其性味归经，通过口服、外用或穴位给药来防治疾病。二者异曲同工。

作为临床防病治病之法，历代有"针灸各有所宜""针灸治其外，药物治其内"的说法。唐朝孙思邈亦提出"只针不灸，只灸不针，只针不药非良医"的观点。这不仅仅是经验之谈，而是临证的实际需要。针灸"宁失其穴，勿失其经；宁失其时，勿失其气"，用药"宁失其药，勿失其法"，强调经比穴、气比时、法比药更为重要，这是前人的训告，常须识此，勿令误也。

华佗《中藏经》曰："人有百病，病有百候，候有百变。"说明疾病错综复杂，千变万化，针术灸法多种多样，临床应用广而杂，腧穴、药物又成百上千，所以要求医者知识要广，法术亦应多样化，如此才能胜任本职，更好地为人们服务。

针灸基本技法的应用特点及体验

针灸临证技术繁多，方法各异，各有所宜，其中最基本、最常用者为毫针及艾灸技术。下面对毫针刺法及临床应用、灸法及应用进行论述。

一、毫针刺法及临床应用

小针赋

古创九针，唯毫最微，至时针具，应用最广。
毫者细微，质柔性刚，身耀而匀，尖利而员。
针以去疾，深浅得宜，虚实补泻，以平为期。
道法自然，安全可靠，如获至宝，光耀世人。

黄鼎坚

257

针刺治病，古创镵针、员针、镍针、锋针、铍针、员利针、毫针、长针、大针，共九针，"各有所宜，各不同形"。随着时代进步和科学的发展，为了治病的需要，针具已不断地更新改进。

毫针是针刺疗法的主要针具，临床应用最广。大凡能刺灸的腧穴，均可使用毫针进行针刺，临床各科病证及各种针法，均可用毫针进行操作治疗，毫针已成为最普遍、最适用的首选针具。

毫针是金属制作，以细如毫毛而得名，现以不锈钢为主要材料，且具有较高强度和韧性，针体挺直滑利，能耐热和防锈，不易被化学物品腐蚀，是目前最理想的针具。毫针制作材料古今不一，性能亦有相当的差别，如金针、银针，虽传热性能较好，但质地软且造价较高；铁针以及普通钢针虽坚硬，但易锈、易折，牢固性也差。目前除磁针外，其他的均已少用或弃用。

毫针刺法，是将毫针刺入机体特定部位（腧穴）并达到一定深度，以防治疾病的操作技巧，又称"手法""法术"。

（一）毫针针刺手法的程序及要领

1. 程序　持针、进针、行针与运气、留针与守气、出针，共5步。

2. 要领

（1）持针：指捏拿针具的方法，即医者握固、操作针具的方式，又称夹持法、捏法、拿针法。要求持针紧固、稳重而灵活、卫生又安全。临床常以捏拿毫针部位细分为

3 类。

1）捏拿针柄法：以拇指、食指指端或拇指、食指、中指指端持拿针柄，多用于短小针具。以拇指、食指、中指捏针柄，无名指抵住针身，多用于中、长针具，常配合押手下针。以拇指、中指夹持针柄，食指抬起叩击（压）针尾，多用于短针速刺。

2）捏拿针体法：以拇指、食指夹棉球裹捏拿针身，或以拇指、食指夹棉球裹捏拿针尖，多用于短针速刺。

3）管、套针法：将针装入特制针管或进针器而使用的方法。

（2）进针（刺入法）：进针法又称"下针""刺入""内针""入针"法，是指将针刺入腧穴的操作技巧，即将针由表及里、由浅入深，透皮肤达肌肉、腠理、肌筋组织的"浅（天）、中（人）、深（地）"三层过程，是针刺手法的重要一环。

临床以单手进针和双手（刺手、押手）配合进针两种方法为主。按式式又分为快、慢进针法，即快速进针手法和缓慢进针手法两种。

1）快速进针手法：此法旨在速进。泛指将针尖对准腧穴皮肤，运用弹击、按压快速刺入的手法。临床共有 4 种方法，捻转针柄直接将针身刺入，捏拿针体将针尖直接插入直刺，叩击、压按针尾将针刺入及指搓针柄，利用惯性和弹力将针旋转刺入的飞针刺入法。

2）缓慢进针手法：此法旨在徐进，即缓慢捻进。泛指将针尖轻轻接触腧穴肌肤，通过边捻边压，均匀而有节奏

黄鼎坚

地逐层刺入的技巧。此法多以双手配合进针，有两种方法：刺手手指捏针柄，缓慢徐徐将针捻进；刺手手指夹针身，押手配合舒张、提捏，爪甲切肌肤将针刺入。

快、慢进针手法，各有优势，古今均有立论。"主速"者始见于金代何若愚的《流注指微赋》，其曰："针入贵速，既入徐进。""慢进"者见于金代窦汉卿的《标幽赋》，其曰："左手重而多按，欲令气散，右手轻而徐入，不痛之因。"今有乐于使用快速进针手法者，单刺速进，干脆、利索，即进针时不加捻转，一刺直透皮肤；有宗于缓慢进针手法者，微捻轻进之，在进针过程中，寻求充分得气，以提高临床效果。

（3）行针：行针是进针后或进针过程中配合特定的辅佐技巧，是实现针刺效应的关键。行针又称转针、运针，目的是为了"取气""得气""气至"。

1）基本手法与技巧：捻转手法和提插手法是临床常用的基本手法。

捻转手法：将针刺入一定深度后，一般习惯用右手为刺手，拇指和食指指腹紧捏住针柄，进行一前一后的来回转动。拇指向前，为进为上；拇指向后，为退为下；针体顺时针为左转；针体逆时针为右转。此与《针经指南》记载的"大指往上进，谓之左；大指往下退，谓之右"同为一义，都是在一个横向水平上左右运作。

提插手法：将针刺入一定深度后，刺手拇指和中指牢固又灵活地捏持针柄，使针体在穴内进行一上一下的进退交替动作。将针往下入（里）进为插，往上外出为提为退，

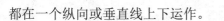

都在一个纵向或垂直线上下运作。

然而，捻转、提插频率的快慢及幅度的大小、时间的长短，都要根据患者的体质，视病情需要和腧穴部位的特性而定。两种基本手法，单独或配合应用，亦据病情、治疗原则灵活掌握，方可发挥其应有的作用。

2）辅助手法与技巧：行针是为了得气，如不得气或气至不满意则必须采取辅助方法，以催气至，或称催气法。临床常用方法有以下几种。

循法：即在行针的基础上，配合以押手或刺手的其余手指指端在所刺腧穴的四周，循经上下点、按、捏拿、叩击、拍打，以催促气至的方法。

震法：即在行针的基础上，右手持针柄，小幅度、快频率的提插捻转交替结合，使针身产生轻微震颤，抖动周围组织，激发经气以催促气至的方法。

捻法：即在行针的基础上，右手持针柄稍加单向捻转（一般大指向前，食指平拇指指腹或后关节横纹处），并将针体保持在一固定位置上，以针根为支点，中指抵住，使针尖频频点击如蜻蜓点水、雀啄状，以振动其周围组织，激发经气，加强得气。

刮法：又称刮柄法，右手持针柄，以拇指或食指指腹抵住针尾，用食指或拇指爪甲由下而上频频刮针柄，以激发或巩固得气的方法。

弹法：即在行针的基础上，以手指轻弹针柄，使针身产生震动，以守气、催气的办法。

摇法：即在行针的基础上，右手持针柄，轻捻后进行如划船摇橹状摇动，随直立针体摇按；或由深到浅，边摇边提；或卧针斜刺、平刺，由左而右、由右而左，不进不退，交替反复进行，如青龙摇尾，以巩固或导气单向感传。

搓法：即在行针的基础上，右手持针柄，将针身确定在既定的位置，拇指、中指、食指配合，控制针柄，并顺时针单向徐徐捻转，如搓线，搓 1～3 周为度，令身下微感紧涩，或配合上下抽动以催气促气行。

飞法：即在搓针的基础上，利用指捻之惯力和指节伸展的弹力瞬间爆发，如凤凰展翅，令针一紧一松拉动周围组织，加强针感，并促其扩散的方法。

候法：即在一阵捻转提插之后，"静以久留"，一般体质虚弱者常用此法促其气通。

（4）留针：留针是将针留置在穴内。目的是在行针得气并行补泻法后，加强针刺感应，延长刺激作用，也可作为候气、调气、导气的一种手段。

1）留针时间：以《灵枢·五十营》的理论为据，人体内气血每天（24 小时）环行 50 周，运行一周需 28.8 分钟，所以把针治过程定为每次 30 分钟左右为宜。临床还应视患者体质、病情、腧穴位置而定。如慢性、顽固性、痉挛性疾病，时间可适当延长而久留针；急腹症、破伤风、角弓反张者，必要时留针数小时不等；老年患者、小儿患者和昏厥、休克、虚脱患者，不宜久留针，常行单刺即出针。

2）留针方法：常用的留针方法有静留置法、间歇行针留针法、皮内安全留针法 3 种。

静留置法：在针下气至后，让其自然留置穴内，直到出针。临床多用于对针感耐受性较差的慢性虚弱体质者。也常用于针后经气不至者，留以候气。

间歇行针留针法：在针下气至后，留置不行针，一定时间后再行一次针，一般视病情而定，反复行 3～5 次。其作用是增加针刺感应。通常也可在留针期间，在针柄连接感应电流，即针加电法，以加强针感。

皮内安全留针法：包括穴位压豆、穴位置针。是将特制的针具或豆珠置于穴位或皮内，外加胶布固定。可置 1～3 天，期间嘱患者自行定期按压，以巩固针感。临床常用在耳部、痉挛疼痛的局部。

留针期间，同样应该留心观察患者的反应。尤其要观察患者面色、表情的变化，防止针刺意外，如晕针等。

（5）出针：出针又称起针、退针，是将针具退出体外，结束针刺的操作，是整个毫针刺法程序的最后一个步骤。一般是以押手持棉签或棉球，轻轻压按针处的周边，刺手转针柄，边捻边提至皮下（不可单手猛拔），静留片刻或根据补泻的要求依法退出。

1）轻捻起针法：刺手轻柔捻动针柄，边捻边提，分深、中、浅三层，且每一层稍停之后轻捻几下，如此分段分层，捻捻停停，缓缓退出。此法多用于深刺肌肉丰厚处的出针，感应柔和，即便有损伤血管，也可避免针孔出血。

2）平稳拔出法：押手夹持针体稍加压，刺手小幅度快速捻动针柄，待针下轻松，便轻巧而敏捷地将针顺势向外拔出。临床上多用于虚弱患者。当针后感到舒适轻松时，如抽筋、痉挛得以缓解，当顺势将针拔出；另一种是特意留下出针后的沉重针感，如针治痢疾之腹部弩痛症时，务必保持局部（如常用穴下巨虚、阴陵泉等）有强烈的后遗感，效果会更好，所以常在出针时施捣针术以加强针感后即拔出。使用此法，要事先告知患者，以免不必要的误会。

3）快速出针法：是短针速刺敏感部位或放血后的一种手法，如指端之浅刺，强刺激速刺后即出。

临床上应特别注意，一是遇弯针、滞针绝不可粗暴拔针，以免折针而发生意外；二是针后加压针孔，避免出血、血肿和疼痛。

（二）毫针针刺理论探讨与体会

针刺的作用在于激发经气、调理气机、和气血、平阴阳，以防治疾病，维护健康，正如《灵枢·九针十二原》所云："欲以微针通其经脉，调其血气，营其逆顺出入之会。"《灵枢·终始》进一步阐明："凡刺之道，气调而止。"《素问·至真要大论》总结说："谨察阴阳所在而调之，以平为期。""谨守病机，各司其属，有者求之，无者求之，盛者责之，虚者责之，必先五脏，疏其血气，令其调达，而致和平。"这些有关针刺手法得气、调整气血的论述，一直指导着针灸临床实践，为世代所珍惜、今人所注目。这也为针灸的发展积累了宝贵的经验，为针灸发展成为世界医学科学，率先走向世界奠定了坚实的基础。

1. **针刺的效应** 针刺疗法的目的是使正气充实，邪气得泄，阴阳平和。中医学认为，"阴阳失调""阴阳偏盛偏衰"就是"病"。针（灸）的功用在于"调"。调的手段是补泻法，原则是补虚泻实。"虚""实"指病理病机，"虚"

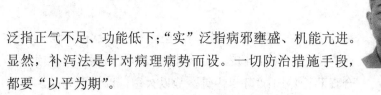

泛指正气不足、功能低下；"实"泛指病邪壅盛、机能亢进。显然，补泻法是针对病理病势而设。一切防治措施手段，都要"以平为期"。

针刺治疗是一种通过机械刺激腧穴（人体特定部位）以激发经气，运用补泻手法，进一步调动人体气血，调整机体脏腑经络内在固有的特定功能，协调各组织器官的内在联系，纠正机体阴阳的偏盛偏衰，平复机体紊乱的病态，以恢复机体的正常运行，促使气血通畅，达到"阴阳平和"的健康目的的治疗方法。然而，针刺得气是施行补泻的前提。临床以患者自觉感应之酸、麻、重、胀等信息和医者针下沉紧，肌肉抽跳如"鱼吞钩饵"等他觉感应为标志。

患者自我感觉（自觉）：局部：常见酸、麻、重、胀、沉紧、痛等。传导：麻，沿经上下走窜；胀，向四周临近扩散，或蚁爬、水波样感。病位：轻松舒缓、痛止，或热、凉、动感。

医者感觉（他觉）：刺手：轻微沉紧、涩滞、搐动、抽动感。押手：局部肌肉组织抽动或微颤，皮肤可见红润或变白。

（1）补（效应）与行补之法：补，即提高机体低下功能的效应，泛指行补手法使得正气充实，功能低下得以恢复的功效。

补法，即行补效应手段之称，泛指能鼓舞人体正气，使低下的功能恢复旺盛的各种手段。有单式、复式诸补法技巧。

操作要领："徐而疾则实"。《灵枢·官能》曰："微旋而

265

徐推之，必端以正，安以静，坚心无懈。欲微以留，气下而疾出之……推其皮，盖其外门，真气乃存。"《素问·离合真邪论》曰："呼尽内针，静以久留，以气至为故，如待所贵，不知日暮，其气以至，适而自护，候吸引针，气不得出，各在其处，推阖其门，令神气存，大气留止，故命曰补。"意思是进针要缓慢轻微，幅度小，频率快而持续，以舒适为度；出针迅速利落，注重由外入内，过程中配合"呼尽内针""候吸引针"及退针即按压针孔的做法。

（2）泻（效应）与行泻之法：泻，使机体亢进的功能恢复正常的效应，指行泻手法使得邪气以泄、亢进得以平抑恢复的功效。

泻法，即行泻效应的手段，泛指能疏泄病邪，使亢进的功能恢复正常的各种手段。有单式、复式诸泻法技巧。

操作要领："疾而徐则虚"。《灵枢·九针十二原》曰："泻曰必持内之，放而出之，排阳得针，邪气乃泄。"《灵枢·官能》曰："切而转之，其气乃行，疾而徐出，邪气乃出，伸而迎之，摇大其穴，气出乃疾。"《素问·离合真邪论》曰："吸则内针，无令气忤；静以久留，无令邪布；吸则转针，以得气为故；候呼引针，呼尽乃去；大气皆出，故命曰泻。"意思是快速进针，即直接刺达深层，徐缓出针，即缓慢退出，并摇大针孔，注重由内出外，力重势猛，以尽快控制、抑制病势发展为目的，操作时可配合吸气进针，呼尽引退及退针不闭针孔的做法。

综针经补泻之义，以"静""纳入"为主谓之补，以"动""放出"为主谓之泻。此意义深远，一直是古今医家

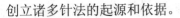

创立诸多针法的起源和依据。

2. 影响针刺效应的因素

（1）留神：指重视对神的调理。神，指精神，是注意力和事物的内在变化的感应规律。

治神：治即调理。治神指针灸治疗时重视控制、调理医患精神状态，强调精神集中、专一，心无旁物，才能体察针刺的微小感应。如《针灸甲乙经》曰："凡刺之法，必先本于神。"《素问·宝命全形论》曰："凡刺之真，必先治神。"就是强调医患二者在施针过程精神要集中、专一，细心体察针下微小的感应。气至往往有"清静而微""若有若无"的感应，意识马虎、开小差是不可能体验出来的。

守神：守即候，密切观察并把握气机的变化。守神，指注重慎守针感及变化，以便把握时机，转针或施以补泻。得气是补泻转针取效的前提，紧针守气勿令散是转针、运气的关键，切勿粗心大意。"神在秋毫，属意病者""上守神"就是强调细心观察患者表情以了解病情、针刺反应，掌握气机运行的规律，以便发针取气，争取针刺的最佳效果。

（2）操作要领：《灵枢·九针十二原》指出："言不可治者，未得其术也。"术，不仅指法理，更强调法术，即针刺操作技巧和要领。在长期的临床实践中，黄鼎坚教授体会到在明确针刺程序、步骤的前提下，掌握其目的、要领很重要，务必要处理好"力""度""方向""配合"4个要点。

1）着重一个"力"字：力，指功力、能力。功力指功夫，包括指力（有劲而灵活）、体力（健壮而充沛、扎实）。

能力指能动，即灵敏的思维能力、分析判断的能力和实践的动手能力。总之，临证要胆大心细头脑清、体壮腰直手足灵。

2）牢记一个"度"字：即频度（指快慢）、幅度（指左右上下的大小）、角度（指刺时针与皮肤的角度）、强度（刺激的强弱、时间的长短、着力的轻重）、深度（针刺的深浅）。

3）把握特定的"方向"：指顺刺、逆刺、纵刺、横刺而言。顺刺指针尖随经循行方向而刺；逆刺则反之；纵刺指沿经透刺或斜刺；横刺是与经行走向垂直的平刺、透刺。

4）讲究动作的有机"配合"：即上下左右之力度的配合动作。左右捻转，系横向水平力，上下提插，即纵向垂直力。二者均匀又有节奏地有机配合，这样的熟练技巧常可收事半功倍之效。

（3）注重几个关系

1）得气与补泻：二者关系密切，是针刺疗效的关键。得气是补泻的基础和前提，补泻是得气的深化和延续，稍有不当，将影响针刺的效果。

《灵枢·九针十二原》指出："刺之要，气至而有效。"《金针赋》曰："气速效速，气迟效迟。"得气与否，临床常以医（他觉）患（主观）感应来确定。气至与不至，或快与慢，还与个体、病情、穴性、手法有关。如头面穴位多沉重胀感，背部穴位多重压感，腹部穴位多抓紧感，四肢部的穴位多重胀麻而有走窜感，触及筋骨多酸，触及毛囊、瘢痕、血管、神经多尖痛而麻。体弱、痿瘫者难得气，而一些过敏体质者对针有特殊反应，甚或恐惧难以接受针刺者，临床不可不辨。

2）行气与感传：二者是相辅相成的关系。行气使气行感传到至广至远，甚或循经感传直至病所，最为理想。

行气与感传，又称运气、调气、导气。感传指针感传导，是经气运动的表现，属患者的一种自我感觉，是一种功能活动的现象。感传是行气的延续，在得气或气至的基础上，导气至远，直达病所，即将得气从刺激的局部激发至病所部位的一种技巧。具体做法是取远隔病变部位之腧穴，持续激发其气至，即转针诱导，促其经络气血运行畅通，直达病所，以提高针刺临床效果。

"气至而有效"，且"直达病所"，效如桴鼓、立竿见影已是人们认可的一种临床现象，一直受到古今医家的重视，现在正为越来越多的临床工作者所追求及很多学科专家、科研作者所关注，是一项值得深入探索总结的重大课题。我国20世纪90年代进行过较大规模的"经络敏感人"调查，据资料显示，"循经感传"出现率仅1%左右，如配合传统手法，押手爪切，循、捏、推、按，甚或加熨灸法，循经上下以刺激，可助其气至或气行，以致感传，气到病所率明显提高。

（4）常用运气手法

1）针芒所向运气法：将针尖于得气之处压住固定不动，令气上行则转针共略朝上，反之转下，配合呼吸自调或呼尽捻进、吸时捻退之法。

2）捻转催气运气法：将针由得气处缓缓转提，针尖朝

269

向导行的方向，拇指向前均匀而有力地捻动针柄，当针转至抵拇指指腹后横纹时，拇指返转向后退，一前一后交替，反复捻转使其气行。

3）卧针捣捻运气法：将针尖提至浅层，针身平卧或呈15°，或针尖指向欲导方向，加捻转捣针术，针感可扩散传导。

4）弩针按压运气法：将针稍提，以拇指、食指持针柄，中指侧压针身令弯曲如弩状，欲气向上行，则将针往下向后，反之往上向前，气可往针尖所指方向感传。

5）针前按后运气法：刺手将针身扳倒，针尖指向病所，押手于相反方向扎针处后方1寸许加压；反之，扎针处前方加压，气可顺针尖所向扩散至远。加压力度一般在1kg左右，刺手同时行捻捣术。

6）循经转气运气法：又称通关过节导气法，即于得气处向导行方向沿经线布针，尤其在关节前后各主一针，将针感引至病所。

7）电、热加强运气法：在循经布（排）针取气的同时，采用脉冲感应电流或艾灸温热加强刺激，引气至病所。

8）其他：用盘针催气、运气等。导针行气、运气诸法实际上是候气、催气法的延续，目的是扩大针感范围，加强针感传导，直至病所，发挥针刺的最大效应。临床要根据机体的素质、病情的需要灵活选用。

（5）针刺与疼痛：针刺是一种机械刺激，疼痛是一种因疾病或创伤所导致的痛苦感觉。因疾病是由于"不能""不荣""强急"等病理变化所致，创伤由于机械（物

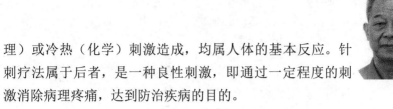

理）或冷热（化学）刺激造成，均属人体的基本反应。针刺疗法属于后者，是一种良性刺激，即通过一定程度的刺激消除病理疼痛，达到防治疾病的目的。

针刺难免有痛，但是完全可以做到减轻疼痛，甚至避免人为的痛苦，从而产生更大的治疗效果。办法如下。

标准针具：针身光亮滑利、无痕，针尖圆利、无钩曲，针体质地柔软而坚硬。

准确定位：避免触及毛孔、瘢痕、溃疡点、血管、神经敏感点。

患者要充分放松：精神放松，体态自然，环境良好。

医者要手法娴熟：古今有快、慢进针技巧之说。

体位：自然、舒展，要便于准确定穴及施术。

其他：除恐惧或过敏体质等，不可强行硬施，避免不必要的痛苦。针刺时处理好局部消毒，避免消毒液刺激针口而引起疼痛。

（6）针刺与体质：体质指人体的健康水平，是抵抗疾病和适应外界的能力，与机体经络气血盛衰有关，因体型、年龄、肤色不同而异。因生活条件不同有身体柔脆者和形质粗壮者，《灵枢·通天》将人分为太阴、少阴、太阳、少阳、阴阳和平"五态"。临床上也常可见到不同体质的人对针灸刺激的反应性和耐受性有显著差别，如《灵枢·论痛》谓："人之骨强、筋弱、肉缓、皮肤厚者耐痛……加以黑色而美骨者，耐火焫……坚肉薄皮者，不耐针石之痛，于火焫亦然。"所以，在施针时，方法亦当随之而异。在治疗过程中应细心摸索、分析，根据患者的特质，制定适宜的方案，方可取效。

（7）针刺与时间（时机、间隔、疗程）、环境：中医学认为，人与自然息息相关，《灵枢·岁露论》曰："人与天地相参也，与日月相应也。"《素问·八正神明论》明确指出："凡刺之法，必候日月星辰、四时八正之气，气定乃刺之。"后人有"春夏刺浅，秋冬刺深"及子午流注、灵龟八法等按时辰取穴施术的时间治疗实践经验，有的病证需在特定的时间治疗，如疟疾要在发作前施术，失眠要在睡前施术，痛经要在月经来潮前 1 周治疗，治疗间隔和疗程都要根据具体病情而定。

环境与人体的健康和疾病可谓关系密切，所以针刺时要求室内通风，温度、湿度适宜，环境安静等。

（三）分层缓慢针刺法

1.方法　站立、伸臂、平肘、举腕。右手拇指、食指、中指指腹前端夹持针柄，无名指抵住针根，针刺时针尖对准刺点，稳重地轻触皮肤，待神朝后稍加压力，柔和轻捻探其感应。如无不适，接着边捻边压，以捻为主，使针进入皮肤（浅层——"天部"），停 1 分钟以候针感。此时患者可有点状热、痒感，或蚁爬感，或线状麻感，或向四周远端上下扩散，巩固 1～3 分钟。接以"正指直刺"，捻捻停停，边捻边压，以压为主，使针缓缓进入肌肉（中层——"人部"）。此时，前感顿时消失，患者可出现舒展的微胀感，医者手下有抵触样抽动感，转针欠滑利而沉紧，宜捻转守气 1～3 分钟。继续捻转提插，加大频率、幅度，交替运作，针缓缓深入肌筋层（深层——"地部"）。此时，患者重胀感明显，甚至会有酸、麻放射感，医者针下可有

"如鱼吞钩饵"之得气感，宜紧针慎守，维持针感不放松1～3分钟。再据病情和治则，施以补泻（图6）。

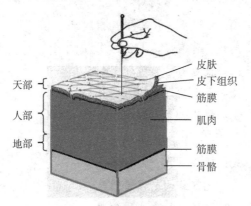

天部
人部
地部

皮肤
皮下组织
筋膜
肌肉
筋膜
骨骼

图6　分层缓慢针刺法图示

此法进针过程中要全神贯注，静加观察以捕捉层次感应；臂、肘、腕、指节有机配合，将提一身之力气运于指腕，贯注于针尖。气力相随，一以贯之，且动作轻巧、稳健、细腻、灵活，刚柔相济，力争层层有针感。

临证反复实践体会其特点和优势：①动作轻柔、细腻，可做到进针无痛或少痛。②分层得气，针感强而充分，效果好。③缓缓慢进，损伤小，安全可靠，无不良反应。④合理卫生，避免感染。⑤老少皆宜，适应性广。

2. 习练功法

（1）健身：练体力（功夫），指提高体能的方法。关键在于调身、调心、调息。

（2）练指：气力相随，一以贯之，指提高技能的方法。常用针刺棉纱、水中浮物及练毛笔字等方法练习。

黄鼎坚

273

附：黄氏练功法

起势：平肩跨步，调心调息。

第一式：半蹲摇膝，垂手弹指。

第二式：转臂抱球，8字运力。

第三式：拔身引胁，疏理三焦。

第四式：半握钩拳，左右开导。

第五式：梳头弄眉，清窍明目。

第六式：交手拍肩，鸣鼓震耳。

第七式：擦腰捋腿，舒经理关。

第八式：托掌擎天，伸腰呵气。

第九式：踮足提踵，甩手耸肩。

收势：收步立正，垂手股侧。

注：调心身息，重在要领；一节9下，环周28分钟；早晚习练，贵在坚持。

二、艾灸法及临床应用

灸法赋

灸法调治，艾力最强。

阴里虚寒，扶阳为纲。

通络蠲痹，举陷回阳。

虚实补泻，火候当关。

灸法，古称灸焫，是一种用火烧灼，借火的热力来治病的方法。泛指取特定的燃料，点燃后在体表穴位或病变部位进行灼、熨，借其温热与药性激发经络气血的功能来防治疾病、维护健康的一类疗法。《灵枢·官能》记载："针所不为，灸之所宜。"灸法常与针刺配合应用，称为针灸。

（一）灸法分类

根据燃物的不同，古代将灸法分为艾灸、线灸、灯心灸、天灸、桑枝灸、柳条灸等，近代灸法得到了更好的发展与创新，如电灸、磁灸、光灸、微波灸、蜡灸等。目前临床上艾灸使用最为普遍。

1. 艾条灸

（1）温和灸：指燃端对准穴位，一般距离皮肤 0.5～1 寸，温度 40℃～70℃，以温和舒适、局部红润为度，时间 10～30 分钟不等。多用于虚寒痛痹，血气不畅者。

（2）雀啄灸：指燃端对准穴位，一低一高，如雀啄米粒，有阵热阵温感，一般每次连续 30～60 下，约 1～2 分钟，以局部发烫而不起泡为度。多用于散寒解表。

（3）熨热灸：又称悬灸、回旋灸、雷火针、太乙神针，指用一根或多根燃艾条，燃端对着穴位病区来回温灸或隔物压按熨，以局部热辣麻烫为度。一般用于治疗局部肌肤麻痹、瘀痛，以及带状疱疹、银屑病等皮肤病，对陈疮久不收口者亦可。

2. 艾炷灸

（1）直接灸：将艾炷直接置于穴位皮肤上灸灼。

1）瘢痕灸：又称化脓灸，即以线香点燃艾炷顶端，令自然烧至炷底，肤热透肌，烫至起泡流液后结痂留痕，1 次 3～7 壮。多用于夏三伏灸、冬三九灸，以及寒喘、慢性支气管炎等体弱者的保健治疗。

2）无瘢痕灸：方法同上，以不起泡为度。多用于虚寒

275

里证，如慢性泄泻、痛经、正胎位（灸至阴），或治晕厥、肢冷、虚脱等（灸关元）。

（2）间接灸

1）隔姜（片）灸：取鲜老姜切成 1～2mm 厚作垫，中间用针扎几个孔，置于穴位上，其上放艾炷，一般灸 1～3 壮，以局部红润微辣为度，勿令起泡。常用于虚寒所致的胃肠病、面瘫等。

2）隔蒜（片）灸：蒜片约 0.5～1mm 厚作垫，贴于疮顶部，上置艾炷施灸，一般灸 1～3 壮，以局部红润微辣为度，勿令起泡。常用于阴寒痈疽初起。

3）隔药饼灸：常以附子、肉桂末制成薄饼，贴于穴位，上置艾炷施灸，可置留过夜，一般 3～5 次为 1 个疗程。常用于治疗命门火衰引起的阳痿、早泄、遗精、寒冷痛经、慢性腹泻等。

4）隔盐灸：以生盐填平肚脐，上加艾炷施灸，1 次 5～7 壮不等。常用于治疗吐泻后肢冷、脉伏及虚寒性腹泻。

3. 艾绒灸　即直接或先在穴位、病区、病经皮肤上涂一层蒜汁或铺一层蒜泥，放上一层艾绒，然后施灸。多用于夏三伏灸、冬三九灸，可治疗如类风湿关节炎、脊柱炎之类的顽疾。

4. 温针灸　即在针尾上加指头大小的绒团，然后施灸，令热传入深部。常用于寒湿邪所致的痹病及软组织损伤的后遗瘀痛麻痹者。1 次 1～3 壮不等，始见《伤寒论》。

5. 其他　如利用温灸器，里面放置点燃的艾条或艾炭，再置于穴位皮肤上熨灸。常用于腰、背、腹及四肢的寒痛处。

（二）艾灸功用与主治提要

灸法对于内脏虚寒、经脉虚陷、脉络坚紧的虚寒证有很好的疗效，如可以治疗阳虚气弱、久病久泻、痰饮咳喘、肢冷痿痹、寒湿痛经及中气下陷的脱肛、胃下垂等内脏下垂疾病。此外，灸法还有生肌、安胎、杀虫、止痒、回阳救逆（如虚脱、晕厥等）之功。

艾性温热，走窜力强，火力足而持久，能直透皮肤，内至筋骨，力达脏腑。《本草从新》说："艾叶苦辛，生温熟热，纯阳之性，能回垂绝之元阳，通十二经，走三阴，理气血，逐寒湿，暖子宫，止诸血，温中开郁，调经安胎……以之灸火，能透诸经而除百病。"古今相沿为用。

现代研究认为，艾灸可调动一切内在积极因素，温养细胞，旺盛循环，增加抗体，改变血液成分，调整组织器官功能，从而提高机体免疫能力，维持机体内外相对稳定、平衡的作用。

温灸特例：患者，女，68岁，小腿长年溃疡，16年不收口，以局部温和灸为主，配合针刺足三里、阴陵泉，灸三阴交，治疗8个月，临床愈合。

（三）灸法的注意事项

1. 强调治神　灸与针同样，首当治神，要求患者积极配合，医者认真负责，绝不可草率从事，正如《灵枢·官针》中所说："语徐而安静，手巧而心审谛者，可使行针艾。"意思是说，医者应举止得当，安详而持重，手巧而心

黄鼎坚

细，关心、体贴患者。

2. 辨证施灸　务必审视病情、病性、病势，从而选方施法。

3. 尤重火候　灸从火从久，以热足气至为要，务必掌握各法要领。掌握灸法补泻，如《针灸大成》所云："以火补者，毋吹其火，须待自灭，即按其穴。以火泻者，速吹其火，开其穴也。"灸感包括：①热之传导，循经而入深，上下或四周扩散。②局部热痒、灼痛、麻辣、木厚感。③可有起泡流液，留下瘢痕，"若要安，三里常不干"乃保健灸所常见。

4. 遵循灸序　指施灸时，灸穴应先阳后阴，先上后下，先胸后腹，先背后腰。古今当是。

5. 注意安全　一避风寒，二当心落火，三需生活调理。当谨记灸忌，即要害器官、血管、神经、瘢痕处不灸，颜面皮薄肉嫩处慎灸。

习学针灸心要

针灸是中医学的重要组成部分，对中华民族的繁衍昌盛做出了巨大的贡献，是医学宝库中的瑰宝，是先人留给我们的一份宝贵遗产，让我们引以为荣、感到自豪。然而，在针灸的学习及应用上曾有两种说法：一是"简单易学"之"易"论，甚至认为只要能将针扎进去便是；二是强调"入门容易，成家难"（近代针灸学家朱琏言）。中医书籍甚多，如何选好必修书籍，即如何"入门"，如何"成家"，是每个后学者关心的首要问题。

一、入门要诀

1. **法崇医源，重视经典**　黄鼎坚教授认为，针灸学为中医学的重要组成部分，其植根于中华民族博大精深的传统文化，在其理论体系的形成和发展过程中，无不受到古代传统文化、古代哲学观及古代科学技术水平等整体特征的影响。因此，欲精究针术，必尊崇经典，追本求源，唯有溯源方可识流，正如《针灸大成》所述："不溯其源，则无以得古人立法之意；不穷其流，则何以知后世变法之弊。"在浩瀚的针灸典籍中，《黄帝内经》对理解针灸理论的来龙去脉和夯实基础理论极其重要。《黄帝内经》是我国现存最早的中医经典著作，对中医理论与临床的发展有着极为深远的影响。《灵枢》是现存最早记载针灸"理、法、方、术"的专著，其中的经络理论更是后世医家医学实践的准绳。此外，《难经》《针灸甲乙经》是对《灵枢》的补充和总结，也是学习针灸基础理论的必读书籍；杨继洲的《针灸大成》是对明以前的针灸医籍的总结，书中对针刺手法有详尽的论述，对后学者颇有裨益。

2. **书山有路，学海无涯**　传承 2000 多年的中医典籍浩如烟海，其中四大经典是中医基础中的基础。对于针灸学生来说，应以《灵枢》《难经》为经，《针灸甲乙经》《针灸大成》为纬，《针灸聚英》《针铎》《金针梅花诗抄》为络，结合临床，还要学习《杂病源流犀烛》《古今医案按》

黄鼎坚

及各种中医杂志。针灸临床面对的病种繁多，应注重学习内、外、妇、儿、五官等科的知识，特别是解剖学、神经病学基础、影像学检查等知识的学习。这些是针灸从业者的基础。

3. 提高素养，开阔思路　中医学来源于中国传统文化，医与道、儒、易、佛有着深厚的文化渊源，特别是中医学的思维模式、中医学说、治疗养生方法无不受到中国古代哲学思想的影响。黄鼎坚教授从中学时代起就喜爱阅读哲学书籍，订阅《哲学研究》等专论哲学问题的杂志。学医后，他又陆续阅读了《医学与哲学》等杂志，以及著名学者艾思奇的《辩证唯物主义纲要》、毛主席的《矛盾论》《实践论》《为人民服务》《纪念白求恩》，更是他大学时代乃至步入社会时常背诵研读的书籍。正是这种辨证思维帮助黄鼎坚教授在日后临床实践中不断提高临证能力。

二、"成家"之路

1. 循序渐进，温故知新　《灵枢·九针十二原》是针灸学的总论，黄鼎坚教授从事针灸工作几十年，每次读来都会有新的体会。《灵枢·经脉》中关于经络循行、病候的内容，《六十六穴歌》等都要背诵掌握，对许多问题最好能理解记忆。他强调"学在记，用在悟"，死记硬背效果差，中医思维讲究"心悟"，要以理解记忆为主，"悟"体现了中医诊疗中主客体的相互融透，是学习中医者应注意培养和训练的思维和方法。

2. 主次结合，择善从之　黄鼎坚教授说："搞技术工作离不开读书和学习。书本是前人给我们的一个基石，你读懂了掌握了，你就可以站在'巨人肩上'看得更远。"掌握读书的方法很重要。以自己的本专业为主，边缘为次。针灸能治疗内、外、妇、儿、神经、精神等科的各种病证，以针灸经典为主，近代、现代各方面的医疗杂志都要涉及，不看书就不能做到心中了了。黄鼎坚教授提倡"学宜杂"，他说："《黄帝内经》中提倡'异法方宜'论，根据不同的地域，用不同的方法治疗疾病。"他向我们讲述神医扁鹊的故事：扁鹊云游各国，为君侯看病，也为百姓除疾，名扬天下。他的技术十分全面，无所不通。在邯郸听说当地尊重妇女，便做了带下医（妇科医生）。在洛阳，因为那里很尊重老人，他就做了专治老年病的医生。秦国人最爱儿童，他又在那里做了儿科大夫，不论在哪里，都是声名大振。黄鼎坚教授说，扁鹊以鹊身人面的神医的形象为世人所敬仰，是后世医家的榜样，我们针灸医师虽然不是全科医师，但针灸疗法对临床各科病证都有疗效。不用药、少用药，能治病、治好病且无药物的副作用，对许多疾病还有特效，这就是针灸的强项、长处，所以知识全面、基础扎实对针灸医师来说尤为重要。

　　3. 进修与提高　针灸是一门实践性很强的学科，名师指点尤为重要。黄鼎坚教授毕业后一直在李任源老师身边学习、工作多年，这为他的针灸临床诊疗打下了坚实的基础，他也学到了李任源老师的不少针灸治疗特色。后来，他又师从近代针灸大师朱琏，朱琏大师将神经学说引入针灸的学术观点，她的针刺手法和选穴配方特点给黄鼎坚教授后来的针灸诊疗很大的启发和裨益，这些也成了今天广西针灸学术流派的核心特色。1980年，黄鼎坚教授到南京参加全国高等中医院校师资提高班，又得到了针灸大师邱茂良、肖少卿、杨长森的直接传授，特别是杨长森老师对针灸医籍选的讲解，使他对《灵枢》又有了新的理解。在南京学习期间，南京医科大学著名神经科教授侯熙德教授对神经分布的讲解条理清晰，层次分明，也给他很大的启发。黄鼎坚教授在学习班结束时将此法引入足少阳胆经的讲解，他边讲边画，把最难讲解、花时间最长的胆经循行、交接、联络的脏腑器官、腧穴等内容从原来6个小时缩短到2个多小时，引起了不小的轰动，以至本来就非常赏识他的杨长森老师，由于爱才心切，执意要求黄鼎坚教授留在南京一起从事针灸教学，但黄鼎坚教授想自己是学校送出培养的骨干，广西更需要他，为了家乡的针灸教育事业，他婉言谢绝了杨长森老师的挽留。学习归来后，黄鼎坚教授在广西中医学院首先开讲《针灸医籍选》这门课程，为学校后来在1985年开设针灸推拿学专科、1988年开设针灸推拿学本科专业打下了基础。

黄鼎坚教授说："虽然（中医）相对其他的学科滞后，但医学总还是在不断发展的。"他对耳穴、头针等微针疗法以及20世纪70年代末出现的全息生物学、90年代兴起的足部反射区疗法曾深入学习，并在实践中对症加以应用，这使得他的临床诊疗水平不断提高。

4. 总结与交流　黄鼎坚教授说："在临床从医过程中，只有总结才能不断提高。"既要总结成功经验，也要吸取经

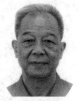

验教训。他认为，在学校里，特别是工作后，要养成写读书笔记的习惯，无论是否发表，都要总结，要查资料，多看书；形成自己的观点、见解，也就是感性认识到理性认识的升华，最终形成自己的经验、特色，所谓的经验、特色，就是自己读书、从师、临床的总结。写还不行，还要交流，交流就是对自己的评判和向同行学习的好机会。从医50多年来，黄鼎坚教授参加过不同层次、不同范围的交流，从院内到区内，从区内到全国，还走出国门，每次交流他都深有体会："别人的发言给我启发，别人对我的评价给我信心。"

三、治学方法

1. 勤求古训，学以致用　研究任何一门学问，都要讲究治学之道。要成为一名学有建树的好医生，除了具备良好的医德医风外，在学术上还要做到最基本的两点：一是打好理论基础，二是不断提高临床技术水平。如何才能打下良好的理论基础？《黄帝内经》是我国现存最早的中医经典著作，对中医理论与临床的发展有着极为深远的影响。因为《灵枢》中有大量关于针灸的论述，立针灸理、法、方、术之规矩，如《灵枢·九针十二原》一篇中所陈述的"凡用针者，虚则实之，满则泄之，宛陈则除之，邪胜则虚之"堪称众法之宗，为几千年来医家论治之原则，乃至今日仍然有效地指导着针灸临床，所以要加以研读。

在学习经典时，关键是要在理解的基础上去实践，在实践的基础上加深理解。学习掌握经典的理论和方法要以实用为主，对于针灸理论的核心内容更要做到常读精研，做到知其要而明其理，这样才能学得扎实，学而有用。黄鼎坚教授在谈到如何衡量针灸临床上的"良医"和"粗工"时，结合《灵枢·九针十二原》的"粗守形，上守神""粗守关，上守机"指出，如果针刺操作上只知"守形"和"守关"，仅仅把腧穴看成是一个解剖部位而施加简单的机械性刺激，那么这只能是低水平的操作而已，而高水平的针刺则是要"守神"和"守机"，根据针下气之来往变化施以恰如其分的补泻之法。因而，在临床实际操作中黄鼎坚教授一贯坚持"守神"和"守机"原则，并且在持针姿势及进针这些常常被忽视的小环节上，以"持针之道，坚者为宝，正指直刺，无针左右，神在秋毫"来律己正人，这些既反映了他对经旨要妙的较深理解，也表明其对基本理论的正确掌握与运用，如强调熟悉和掌握针刺的基本程序、步骤、目的及要领至关重要，这给针灸临床工作极大的启发。

2. 博观约取，学有定见　提高临床技术水平，一方面要熟读经典，反复钻研，不断以亲身实践加以验证，把理论和实践有机地结合起来；另一方面要涉猎群书，不断汲取百家之萃以充实自我，尤其对新理论、新方法、新技术更要择优而从，兼收并蓄。然而，要做到学以致用，关键在于要学会从繁化简，纂其要领，再结合实际，应用于实践，行之有效者才能真正成为自己的东西。同时务必端正学风，因为针灸是一门临床操作技能很强的学科，所以还要向前辈和同道虚心学习，以他人之长补自己之短，不耻下问；对待不同的学术观点，要有"海纳百川"的胸怀，百家争鸣，不应妄下评论，应以实践为检验的标准，才能学有定见，有所收获。

3. 注重实践，精勤不倦　要将所学的基础知识深刻领会并执简驭繁地运用于临床，就必须经过临床实践来完成由感性认识过渡到理性认识这一过程。感性认识仅是认识的低级阶段，在感性认识的基础上，不断地将日积月累的感性材料放入临床实践中进行提炼、升华，才能产生认识上的飞跃，将感性认识上升为理性认识。随着认识的不断升华，会使基础知识更加充实，知识结构更加完善。因此，拥有理性认识才能保证更正确地把所掌握的基础理论运用于临床，并把理论知识转化为自身经验，脱离实践是不可能的。诚如前人所云："纸上得来终觉浅，绝知此事要躬行。""熟读王叔和，不如临证多。"这些名言能表明临床实践的重要性。黄鼎坚教授数十年来坚持临床工作未断，即便在担任医院行政管理职务期间，他也挤出时间参与临床第一线的诊治工作，这不仅反映了他学以致用，努力为患者解除疾苦的救死扶伤精神，而且也反映出他对临证实践的注重。

回顾中医学的发展史，不难发现其中一个明显的特征就是强调临床实践，中医经典著作及理论学说无不是建立在临床实践的基础上，丰富的临床实践经验也是历代名医立足之基。对于针灸医生来说，临床实践不仅仅能使我们加深理论认识、拓宽临床思路，更能给我们提供练就过硬

黄鼎坚

的手法操作技术的机会。只有在不断的临床实践中磨炼，方可使手法操作技术熟能生巧、精益求精。黄鼎坚教授所擅长的缓慢进针法即是在长期的临床实践中，从学习到掌握，再到日臻完善的。另外，通过不断的临床实践可以不断积累经验并加以总结，把成功的经验进行系统化、条理化的归纳、阐发固然重要，然而对于失败的教训更应总结，"失败乃成功之母"，只有善于从失败中汲取有益的教训，才能把教训奉化为宝贵的经验。

临证心得

　　针灸是中医学的重要组成部分，其学术内容可简要概括为理、诊、法、方、穴、术。从其学术或学术作用来看，针灸不单是疾病的医学，而是集养生（摄生）与保健（自我调理）、治未病（预防）与疾病治疗于一身的一门综合性医学。

　　黄鼎坚教授说："中医是应用医学，是离不开临床实践的一门学问，来不得半点浮躁，一定要有责任心。应用医学是实践经验的总结，针灸更是一门临床经验性很强的学科。针灸医师既要明其理，又要具有如《灵枢·九针十二原》中'守神'和'守机'的本领，才算'得其术也'。当你开始独立治疗患者的时候，就是自己成为真正医生的起点。"

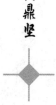

针灸临证务必重视以下 4 个关键环节。

一、诊察要诀

1. 四诊合参，问诊为先　针灸辨证是在中医望、闻、问、切的基础之上，黄鼎坚教授强调问诊为先，从主诉和病发过程入手，结合患者的神色、声息、气味及舌脉所见，判定疾病的缓急、虚实，从而了解患者的整体情况。

2. 经络诊察　经络诊察是针灸临床特定的诊疗手段。《灵枢·经脉》记载了十二经脉病候，临床上通过十二经脉与脏腑的联系来推断病因，故《灵枢·卫气》云："能别阴阳十二经者，知病之所生。"根据问诊内容，按病变的部位进行经络诊察，结合"审、切、循、扪、按"诸法，在经络线上或相应的部位查找络脉、压痛点、敏感点、结节、条索物等。经过长期的临证实践，黄鼎坚教授将传统的经络辨证和近代的经络全息疗法融合，形成了独具特色的经络诊察方法。

二、辨证要诀

1. 抓住主证病机　病机指病因、病位、证候、脏腑、气血、虚实的变化及机理。《素问·至真要大论》云："谨守病机，各司其属。""属"即管辖包含的范围内容，所以把病机作为关键的一环。根据病机制订调理防治的原则、纲领。"治病必求于本"，抓住阴阳失调的关键环节，抓住病机就是抓住根本。

2. 辨证、辨经、辨病相结合　辨证的首要目的是要在

黄鼎坚

纷繁的症状中找出主证及辨出它的性质。在疾病发生发展过程中，阴阳气血、脏腑经络失调的表现并不一定均衡，在各种证候中必然有反映主要病机的主证，故在辨证时就要善于找出主证并辨明其性质。如在痹病的治疗上，风寒湿三气杂至，致经脉气血痹阻，关节疼痛是为主证，但如果只找出主证而不明主证的特性，仅仅依据主证治疗，则效果不会太好；如果同时找出关节疼痛的性质属寒或热、虚或实，风寒湿中偏重于何，据此立法、配穴、施针，则会收到事半功倍的效果。如黄鼎坚教授治疗一位痹病患者，主证为关节疼痛，主证的性质是肝肾亏虚、寒湿痹着，选用具有行气活血作用的足三里、合谷、阳池、阳陵泉以祛寒除湿、疏通经络，还用太溪、太冲、三阴交以调补肝肾，重灸神阙、命门以振脾肾之阳，固本培元，取得了良好的疗效。因此，注意主证和其特性的辨别是十分重要的，由于主证及其特性会因各种情况的变化而发生转变，故在整个治疗过程中和每次诊治时均要对此给予重视。

黄鼎坚教授认为，一个不善于辨证的针灸医生充其量不过是一个盲目的针灸技师，抓不住疾病的本质，治疗效果自然好不到哪里去。任何一个证型都是疾病内在的一种特定病机的客观反映，同一个病可以有不同的证型，这就出现了中医学的同病异治方法，因而辨证是整个辨证论治过程的重中之重，是立法选穴的关键依据。

辨经是根据病变部位及所表现出来的证候，运用经络理论分析和归纳，推究病机，在辨证归经的基础上，对疾病的病位、病性进行判断。黄鼎坚教授认为，针灸临床上虽然要重视八纲辨证、脏腑辨证等基本辨证方法，但同时也要强调经络辨证，只有掌握和综合运用好八纲辨证、脏腑辨证、经络辨证等方法，针灸治疗才能取得良好疗效，因而经络辨证应视为针灸临床辨证论治的重要一环，直接关系到针灸临床疗效，如《针灸大成》所云："能识本经之病，又要认交经正经之理，则针之功必速矣。"如头痛一病，根据疼痛部位的不同可分为阳明、太阳、少阳、厥阴头痛，临床上依据经络辨证结果选取病经及其相关经脉远端和局部的腧穴，同时依据脏腑辨证结果针对性选配相应脏腑的特定穴位，按照八纲辨证确定相应的手法进行治疗，这样的治疗结果往往胜出一筹。

在经络辨证的具体内容方面，整个经络系统均要加以考虑。由于经络系统是一个"内属脏腑，外络肢节"的气血运行网络，包括循行于体表的十四经脉外行线、循行于体内的十二经别、沟通表里的十五络脉、调蓄正经气血的奇经八脉、连属肢体关节的十二经筋和分布于皮肤的十二皮部，所以在经络辨证时要面面俱到，逐一审视。黄鼎坚教授的体会是，十二经脉的病候是经脉循行部位和所联系的脏腑、器官在病变过程中出现的症候群的概括，在辨证归经上有脏腑病候和外经病候之分，通过辨别经脉病候可以了解疾病在外在内、疾病的性质和与其他脏腑的关系。奇经八脉的病候可涉及十四经脉各经，由于奇经八脉隶属于肝肾，冲、任、督三脉均起于胞中，故凡沉疴痼疾、虚

黄
鼎
坚

劳亏损和妇科方面的疾患多从奇经八脉辨证；十二经筋是十二经脉之气结聚散络于筋肉的附属部分，其病候集中在十二经脉所属的肌肉骨节，故筋肉骨节的疼痛、痿弱、活动不利等疾患多从十二经筋辨证；十二皮部则是十二经脉机能反映于体表的部位，既是络脉之气散布之处，又是病邪传入传出之所，故可从皮部的颜色、形态、感觉变化来测知疾病。黄鼎坚教授在运用经络辨证时主要是根据患者的主诉及病候，按病变的部位进行经络诊察，结合"审、切、循、扪、按"诸法，对经脉循行线上的压痛、皮下结节、条索物、凹陷、肿胀、皮肤颜色等进行诊察，找出异常的变化征象，然后分析推断疾病的病位、病性及病势，决定治疗方案。

辨病是将疾病临床表现特点结合相应辅助检查结果作为客观依据进行归纳、分析，同时与各种类似疾病进行鉴别比较，然后确定病名。黄鼎坚教授认为，辨病是辨证论治的前期工作，辨病有助于针对临床上所面对的某症状群的规律性以及转化趋势进行分析和认识，从而有助于全面认清病情、缩小分析思考的范围，还有助于决定是否单独采取中医治疗，还是中西医结合治疗。

为了辨病准确，黄鼎坚教授通常要查看西医学相关的辅助检查结果，或要求患者做必要的辅助检查，以确定病在哪个系统以及明确病情。如患者以腰痛、小便频急涩痛为主；如不进行必要的 X 线和 B 超检查，则不知为尿路结石，也无从知道结石的大小及所在部位，相关检查有时对于治疗起到较关键的作用。如结石过大而难于从尿路排除的话，则建议及早考虑外科治疗；如检查证实结石已在下尿路，那么此时即为排除结石的良好时机，加强针灸或配合中药治疗可轻易把结石排除。但是，辨病并不是辨证和辨经的前提，在临床上有时难于确诊为何病时，并不妨碍辨证和辨经的进行。

三、立法处方要诀

1. 理明　立法处方是在理明的基础上，即经过四诊八纲、经络辨证分析，最后明确病因、病机、病位、病性，确定治则治法。

2. 守法　即严守治则治法，在临证中，虚实是辨证的内容之一，是立法的前提，是确定施治对策的依据。《素问·三部九候论》云："实则泻之，虚则补之。"《素问·至真要大论》云："谨察阴阳所在而调之，以平为期。"虚实补泻是调治的总则。补法、泻法技巧是实施针灸调治的重要手段。虚证用补法，实证用泻法，不虚不实用导气法，即所谓的平补平泻。通过或补或泻的手法、技巧，"补其不足，泻其有余"，达到气血和、阴阳平的目的。

3. 方精　方、穴指处方和取穴，是针灸治病的具体部位和途径，针灸法术之"用武之地"，选穴要准确、得当、对症，配穴处方要合拍，即理、法、方、穴、术、症要一致。

临证选穴有以下规律：①辨证对症取穴：根据经脉、脏腑、病候，判断病在何脏、何腑，属何经、何络，取其

黄鼎坚

本经或相关主治的经穴。②循经远端取穴：明确病位、病性、病机之后，按根结、标本理论上下选取。以肘膝关节以下的五输穴（井、荥、输、经、合）为主，具有力专、功强、方便的特点。③选用交会穴：指多经或相关经交会的穴位，如八脉交会穴、八会穴、经脉交会穴等。④特定取穴：根据脏腑功能选取俞穴、募穴、原穴、下合穴、郄穴等。

另外，还多考虑本经五输穴的"母子补泻"取穴配穴、同名经对应左右上下取穴配穴方法、表里经主客原络配穴法、辨证左右前后对应取穴法等。

处方要精准，即配伍得当，主次分明，不搞"穴海"战术，以特定穴为主，配合阿是穴或经验穴。黄鼎坚教授认为，特定穴大多功用精专、效果明显，对于某些病证有相对特异的治疗作用，善于对证选用则可达到用穴精而疗效好的目的，故他常选用特定穴为主进行治疗。如治疗一位下肢不宁综合征的患者，双腿酸胀不适，昼轻夜重，辨证为气血不足（足阳明经病），仅选取足三里一穴，针灸并用，治疗两次而愈。黄鼎坚教授也很注重经验穴的选用，经验穴乃经临床实践总结出来的有效穴，是古今医家或自己临证经验之精华，如能切中病情地灵活选用，则其效可期，屡验屡效自在必然之中。如常用著名针灸学家朱琏大师的经验穴曲池透少海治疗心绞痛，肩井透颈根治疗中风偏瘫出现的患侧肩背酸重疼痛，效果均较为显著。此外，穴位既是针灸治疗的作用部位，又是疾病在体表的反应部位。临证时，黄鼎坚教授常在背俞穴、募穴、原穴、郄穴、合穴等处寻找反应点，其中尤为侧重于穴位压痛、结节的诊察，以便找出并选用与病证相符的反应点。例如，多数胃脘痛患者在至阳穴处有压痛，故他在诊治胃脘痛患者时均要检查至阳穴压痛与否，如发现有压痛，则必选该穴治疗。

4. 穴准　临床治疗中，取穴、选穴准确与否，与得气的速迟关系密切，熟悉和掌握经络的循行和穴位的定位，包括一些穴位的特殊定穴方法是针灸医生的临床基本功之一。未能刺入穴中，即使选穴配方再妙，操作手法再娴熟，也因"差之毫厘，谬以千里"而未得其真，治疗则无济于事。黄鼎坚教授认为，定穴不准或偏离经脉则难获预期针感和效果，故他严格以骨度分寸、局部解剖标志来进行穴位定点，并用循按、指切加以确认，同时对一些穴位的特殊定位方法也很重视，如内旋前臂以定养老，曲肘90°掌对胸前以定曲池等，在定穴上从不马虎草率，力求精确无误。

四、操作要诀

黄鼎坚教授的针灸操作要诀：胆大、心细、腰直、手足勤。

1. 胆大　胆大就是作为中医人，要敢于做事，勇于负责，都应有将专业搞上去的"野心"。常言道，一个不想当将军的士兵不是好士兵，我们不是为当名医而看病，但我们要用名医尺度、责任要求自己，对自己从事的专业要有信心。

2.心细　心细就是临证一定要考虑周密，丝丝入扣，做事要精益求精，做到"忙而不乱"，否则会给患者带来伤害。黄鼎坚教授曾为一名中学生治疗近视眼，当时正是学生放学时间，患者较多，黄鼎坚教授用睛明后，出针急了，引起皮下血肿，给患者造成不便。扎睛明一定要注意解剖部位，一般多用缓慢进针法，轻提插，慢捻转，刮柄以得气。此后行医数十载，他时时用此事告诫自己，再也没有出现过此类事故。

3.腰直　医生要帮助患者解除痛苦，自己首先要有健康的体魄，才能有饱满的精力完成日常工作。针灸临床操作是非常需要功力的事，小小银针，能针到病除，全靠指力、巧劲。黄鼎坚教授平时注意体育锻炼，如打少林拳、做自编体操、站桩、调息等。

4.手足勤　手足勤，指对患者热情，服务态度好，还包括手腕运针灵活。针灸时要手到、心到、意到、气到，力量是从肩、肘、腕传到指下。

针灸特色及针灸学的繁荣传承发展

一、针灸学特色的认识

1.针灸学是一门独特而完整的学术体系　针灸学是中医学的一个重要学科，是我国历代劳动人民及医学家在长期与疾病做斗争的过程中创造和发展起来的一种应用医学。《黄帝内经》已基本奠定了针灸学的学术体系。针灸学以中医基础理论为基石，以经络腧穴学作为基本理论，将经穴诊察、针法灸法、针灸治疗为诊疗手段，使其成为一个完整的学术体系；其独特的理论、诊断、治法、治疗手段以及治疗途径，又使其成为一个独特的学术体系。简而言之，针灸学是"理、诊、法、方、穴、术"的集合。

（1）有理论指导的针灸：针灸以中医基础理论为指导，脏腑理论为基础，经络学说为核心，刺激特定部位，以调和气血，激发相应器官的功能来扶正祛邪，以求"阴平阳秘"。针灸要做到辨证、辨经、辨病诊治，绝非头痛医头、脚痛医脚。如治一例子宫内膜刮除术后的患者，症见小腹拘痛伴阴道流血，已用10天抗生素、消炎止痛药，并服中药。来诊时诉苦不堪言，即针承浆、大敦，并灸隐白，留针40分钟，痛缓。3次后，血止而愈。病在下，取之上，以任脉之承浆为君穴，治小腹痛，辅以大敦、隐白止痛止血，故能取速效。又如治面瘫时取对侧合谷穴，乃以大肠经在面部的循行交叉为理论依据。

（2）有诊断可据的针灸：近年来，针灸诊断得到迅猛发展，如穴位诊断的研究、耳穴诊断的研究、手诊的研究、目诊的研究，在国内外都得到广泛的应用。针灸诊断不仅诊已病，而且善诊未病。《黄帝内经》中阐述了"视其外应，以知其内脏，则知所病矣"的思想，这种思想正是针灸诊断的理论基础。经络具有联络脏腑和肢节、运行气血、营养周身、传导感应、调整虚实、保卫机体的作用。经络既能将外邪由体表传注于内脏，亦能将内脏的病变反映于体表。腧穴是人体脏腑经络之气输注于体表的部位。因此，医者可通过视、触、测（声、光、电等）等手段来发现经络腧穴的变化，从而诊断疾病，明了病位、病证、病经、病势。

（3）有法则可循的针灸：针灸治疗有必须遵循的治则、治法。治则，即治疗疾病的法则，是在整体观念和辨证论治思想指导下制订的，用以指导治疗的方法。治法为具体实施的要领，是治则的具体化。针灸治则是补虚泻实，以平为期。《灵枢·经脉》云："盛则泻之，虚则补之，热则疾之，寒则留之，陷下则灸之，不盛不虚以经取之。"《素问·至真要大论》云："谨察阴阳所在而调之，以平为期。"这些都阐明了针灸的治则。

（4）有处方规范的针灸：处方是根据治则、治法而确定治疗内容、手段、方案的凭据。目前，针灸处方缺少规范的格式，或书写混乱、表述不清；或主次不明、前后脱节；或为穴位、治法的堆砌，难以重复和推广。因此，针灸的处方必须规范化，以利于完整记录操作过程，利于临床操作，利于他人学习借鉴，利于科学研究。处方格式：治法、选穴（主穴、辅穴）、刺灸法（针灸手段，补泻技巧，刺灸手法，针刺的方向、角度、深度，刺激量，留针时间，针灸频次，疗程等）、配用方法等。

（5）有穴位标准的针灸：在针灸临床上，要遵循世界卫生组织（WHO）制定的穴位标准，以利于学习、科研及推广，并在实际应用中灵活掌握。可以充分利用穴位的方向性（针刺不同的方向可以产生不同的效果，治疗不同的疾病）、深浅性（亦名层次性，针刺不同的深度可以产生不同的效果，治疗不同的疾病）、多点性（针刺穴位不同的点可以产生不同的效果，治疗不同的疾病），此外还应充分利用穴位的特殊性，如特定穴、双向性。特定穴分为五输穴、原穴、络穴、俞穴、募穴、郄穴、八会穴、八脉交会穴、交会穴等，为临床主要使用的腧穴，各具有特殊的作用，临床巧妙用之可收到事半功倍的效果。有些穴位具有双向调节的作用，如针承浆、列缺既可治遗尿，亦可治癃闭；天枢既用于治便秘，又治腹泻。

（6）有技巧考究的针灸：针灸学是一门实践性很强的学科，临床上尤其讲究操作技巧，即针灸术式。针灸要想达到良好的效果，一是要求有良好的针感，尽可能使气至病所；二是要尽可能舒适，要让患者易接受，这就要求治疗中要做到无痛或少痛，减少不适感。在实际操作中，要做到这些方面，就要对针灸的各个环节都严格要求。

2. 针灸学是一门以疗法命名的综合应用医学 针灸学强调疗法的特色，以治疗手段命名，以针或灸为主，属于自然疗法，效果显著，不良反应少，广泛应用于临床各科疾病。

（1）属自然疗法：自然疗法泛指利用各种自然条件与因素的医疗手段。针灸，其作用的手段是针刺或灸灼，属于自然疗法的范畴。因其无药物的毒副作用，效果显著，愈来愈受到人们的青睐。

（2）应用范围广：针灸治疗的病证涉及临床各科，在

20世纪70年代，WHO向世界推荐的针灸适应证就有43种。据统计资料显示，有关部门对1980年至2000年间100余种针灸、中医、西医杂志公开发表的针灸论文5451篇（总病例673778例）进行研究，按照筛选标准（每种病有40篇以上的完整临床资料，有明确的针灸治疗方法，有可靠的临床治疗效果）确定了54种针灸治疗有效的临床常见病。

（3）针灸诊治未病：针灸诊治未病，又是其一大特色。针灸治疗未病古已有之，但目前仅在少数领域有所涉及，应用尚少。针灸治未病有两方面含义，一是治已有病但未发作，针灸以防之；二是完全意义上的未病，包括现在所说的亚健康状态。目前，针对前者的应用较多，如三伏天穴位敷药防治哮喘，灸绝骨、足三里防中风等。

针灸治未病的特点：①针对反应点采取相应治疗。②针对体质采取相应治疗。③针对相应疾病采取相应治疗，如灸大椎、神阙防感冒，调理肠胃。④整体治疗，如"若要安，三里常不干"的理论曾在日本掀起灸足三里的热潮。

二、针灸学的繁荣发展策略

步入21世纪，各种新技术、新理论风起云涌，人类需要更好的医疗卫生保障，因此医学模式也必须随着时代的发展不断转变。在这种形势下，针灸界也在未雨绸缪，大力弘扬和发展针灸学的特色和优势，以迎接新的机遇和挑战。

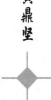

1. 注重针灸人才的培养　针灸学特色的弘扬需要人才，因此针灸人才的培养就显得尤为重要。面对新的机遇和挑战，针灸从业者不仅要具备针灸诊治方面的知识和本领，同时还应具备一定的西医基础、科研思维和能力、外语能力。此外，人才的培养还要注意处理好继承与创新的关系，继承是创新的源泉。

2. 重视针灸的现代化　随着时代的发展，世界范围内的针灸热潮为针灸发展提供了新的机遇。针灸的现代化是时代的要求，应不断汲取现代的科学技术成果来揭示针灸作用原理的奥秘，充分发挥针灸的特色和优势。针灸的现代化不是西化，不是用西医学来解释、认同针灸，发展针灸。应避免过度崇古，走向玄化、神化，亦要避免过度西化，丢掉中医针灸的特色。针灸现代化的主要内容应有针灸理论的现代化，针灸诊治的现代化及标准化，针灸作用机制的研究，针灸器械的开发与应用，针灸新疗法、新技术的研究等。

（1）针灸学术理论体系的现代化：基础理论是任何学科的基础，解决针灸学术理论问题是针灸现代化的前提。针灸理论应更系统，更完善，应充分吸收现代文明的成果，如对经络实质的认识及中医全息论的研究可以解决许多以前不能明了的问题，不仅能解释针灸学中许多特殊的穴位，如耳穴、手穴、足穴等，而且能把它们归纳于针灸理论体系中。

（2）针灸临床诊断体系的现代化：针灸诊断体系属于中医临床诊断体系的内容，具体的手段是望、闻、问、切四诊。四诊体现了宏观性和整体性的特点，但也存在模糊性和主观性的不足，因此，要借助实验室检测、影像检查等，通过宏观和微观的双重诊断，达到疾病诊断的定比、定量等。同时还要对针灸学中应用的诊断技术做进一步研究，如配合声、光、电等技术，对经络穴位的变化做定性、定量研究等。为了更好地推进针灸在世界范围内的应用和承认，还应促进针灸诊疗标准的现代化，系统、客观、科学地评价针灸临床疗效，更好地发挥针灸的优势。

（3）针灸治疗技术的现代化：针灸通过对经络上腧穴、皮部、经筋等的调整，直接作用于人体的气血传输通道，对众多疾病疗效显著，其特点在于不用药或少用药，且无药物的毒副作用，属于自然疗法，深受患者欢迎。自20世纪60年代以来，针灸技术有了很大的发展，现代针灸技术在传统技法上还结合现代声、光、电、磁、微波、冷冻、药物等；穴位不断增加，除经外奇穴外，还有手穴、眼针、耳穴、面针、头针、唇针、舌针、项针、腹针、背针等；治疗病种不断扩大，穴位各有不同的适应证。

针灸治疗技术是中医治疗技术中最具特色的技术之一。我们既要挖掘传统的治疗方法，如火针、梅花针、浮针等，又要与西医学结合，如穴位注射、穴位透皮给药等。此外，还要与现代科技结合，如电针、激光针等，力求寻找更多治疗疾病的有效方法及适宜的治疗方案。

针灸界有各种流派和手法，各有所长，但某些中医人有所谓的"门户之间、同行相轻"的不良风气，如不消除，必将阻碍学术的发展。

（4）针灸科学研究的现代化：针灸的科学研究要充分遵循循证医学及 WHO 所制定的针灸临床研究规范。中医学针灸的实验体系不能单纯借助西医学的实验方法，必须体现中医学针灸的特色，将宏观与微观的辨病、辨证有机地结合起来，在宏观与微观的整体与局部层次上掌握机体的生理病理机制，建立诊断的客观标准，并阐明治法方术的作用机制。此外，多学科的研究能更深入地揭示针灸的实质。

中医研究的科研方法，应尊重中医思维、规律展开研究，引进现代科学技术，扩大观察方法，如仅套用西医的现行标准衡量，其结果不一定是真实的。中医能发展到今天，说明它是具有生命力的，深受广大人民群众的欢迎。中医研究应该应用"唯象论"（钱学森语）的观点对待，从客观实际出发，从临床验证入手，可分门别类，先逐步整理、掌握其特点，再以规范的程序、步骤、方法观察研究，总结其规律。对目前还说不清的问题暂不去争论，将事实哪怕是客观存在的一种现象保留或存疑，采取先发展再评论的态度，待有条件时再研究，轻率的肯定或否定都是不科学的。

3.规范针灸队伍、针灸市场　在过去，"一把草，一根针"的做法在缺医少药的时期对疾病的防治起到了一定的作用。现今，社会在进步，人们的文化水平得到了更大的提高，医学人才不断充实医疗队伍，使原来的疾病防治机制得到了很大的改善。为了更好地满足人们的需要，更好地为人们的身体健康提供有力的保障，我们必须按一定的要求规范针灸队伍，严格实行针灸水平测评考核制度，确保人才质量，同时加强管理，规范针灸市场。

4. 重视针灸的市场化、产业化　针灸源于中华，正在走向世界。可喜的是现在不少国家立法承认针灸，引进推广，学习应用，兴办教育，研究针灸。但与国际社会学习、应用针灸的热潮相比，针灸在国内的市场却在萎缩，更谈不上产业化。只有从根本上正视、重视针灸的价值、地位和作用，把针灸市场化、产业化提上议事日程，才能促进针灸更好地发展。针灸的市场化、产业化是针灸工作中的重中之重。

三、针灸学术的传承及人才培养方式

1. 针灸学术的传承　人才的培养要注意处理好继承与创新的关系，要认识到今天的传统是前人的创新，未来的传统则有赖于今天的创新。继承，是创新的源泉。古往今来，针灸文献汗牛充栋，老中医经验凝聚着多年的心血，这亟待我们总结、归纳、分析、继承。另外，要认识到没有创新就没有发展，针灸学正是通过一代又一代的创新才培植成今天枝繁叶茂的大树，我们应当努力创造针灸的新理论、新疗法、新技术。

黄鼎坚教授习古而不泥古，把西医辨病引入临证中，用现代检查技术弥补中医诊察的不足。例如，他将 B 超检查用于泌尿系结石的治疗中，可以了解结石的大小、位置，以决定治疗方案；总结了缓慢进针手法的 5 个优点和 5 个技术要点；将李任源老师的简易子午流注纳络法扩大到特

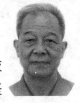

定穴、俞募穴，就是根据纳子法取值时经的原穴，在对应经络穴的基础上，取它们的特定穴、俞募穴治疗。黄鼎坚教授不拘一格，博采众长，他还将民间流传的壮医药线点灸疗法、太极针整理成文字，使有特效的民间疗法得以登大雅之堂，为广大医生所用，为患者造福，也利于今后的研究和继承发扬。

（1）针刺临证中治神之要的继承和发展：针刺治疗中强调调神、治神，此为历代针灸医家的治疗之要，朱琏大师在她的著作中也强调要对患者做好治疗前的思想工作，解除患者对针灸的顾虑，增加其战胜疾病的信心，以取得患者的密切配合，对针前注意事项如穴位定位、体位选取、针具、消毒等都做了详细规定。黄鼎坚教授在长期的临床诊疗中将朱琏大师的治神之要做了精辟的总结和发扬，即"胆大、心细、腰直、手足勤"，称之为"九字真言"。他在临证中常对学生们说，《灵枢·九针十二原》是针灸医者必须掌握的，如"持针之道，坚者为宝""神在秋毫，属意病者""方刺之时，必在悬阳，及与两衡"，他还非常强调医患之间"神"的沟通。

（2）缓慢进针、分层取气：黄鼎坚教授很重视针刺手法，他著有《论毫针刺法》一文，对针刺的术式、刺激量、机体的反应、操作的程序都做了精辟的论述，他特别推崇朱琏大师的缓慢捻转进针手法。他认为，进针速度的快慢可对皮肤产生不同的刺激，快速进针给予皮肤的刺激迅速而短暂，而缓慢捻进法给予皮肤的刺激则相对缓和与持久，这种和缓与持久的皮肤刺激可以充分发挥经络中皮部的功能，有利于得气与调气。因此，他在临床上多采用缓慢捻进法进针。他指出，此法的主要操作要点是缓慢、间歇地捻转进针，进针过程中要不急不躁，充分体现"神在秋毫，属意病者"之意。临床上采用缓慢捻转法进针时，往往在针入皮肤层时患者会产生刺痛感，若要避免刺痛感的出现，最为关键的一点是在皮肤层的捻转操作要尽可能轻巧且幅度要小（常小于 15°），下压指力与左右捻转力的配合运用要均衡适当，实压虚捻，这样，患者一般在整个进针过程中都不会感到刺痛，尤其是在较易产生疼痛的皮肤层进针时亦很少出现疼痛，相反，在皮肤层进针时患者通常可感觉到一种轻微麻胀的放射感，即所谓的"皮肤感"。黄鼎坚教授尤重这种"皮肤感"的获得。若应用快速进针法时则难以感受得到。在缓慢进针过程中所引发的此种得气感觉，是针刺刺激皮肤浅层得气时皮部络脉之气被激发的表现，因而易于循经脉线扩散或由穴位处向外辐射，这种感觉的出现也有利于深层得气感的获得，使得针刺过程中于浅、中、深三个不同层面均能获得针感，从而能更好地发挥真正意义上"疏通经络"的作用，分三层取气与《灵枢·终始》中的"凡刺之属，三刺至谷气"有相似之处。这正是缓慢捻转进针法的优势所在。黄鼎坚教授总结缓慢捻转进针法的临床作用特点主要有舒张血管，缓解痉挛、疼痛，得气充分；少痛或不痛；得气足，针感柔和、持久；尽可能避让血管、毛孔、神经；损伤少，安全可靠，不良反应少；卫生，避免交叉感染。

对于针灸的补泻，黄鼎坚教授不拘泥于手法式式，虽然朱琏大师将缓慢捻进法称为抑制型手法，但黄鼎坚教授认为，补与泻、兴奋与抑制，在于治疗效果的衡量，如果对虚弱的疾病起到振奋的作用就是补，若对实证、热证起到抑制、镇静的作用就是泻。所以，对一些面瘫久治不愈，面肌功能活动恢复不全的患者，黄鼎坚教授也用缓慢捻进法分层取气，使患者有舒适感，再配合温和灸，效果甚佳。

（3）选穴组方的继承和发展：朱琏大师临床治疗时取穴少而精，她善"一针透多（神）经"，如曲池透少海治疗心绞痛，肩井透颈根治疗中风偏瘫出现的患侧肩背酸重疼痛，效果均较为显著。黄鼎坚教授继承了她的这一特点，他在临床中用穴一般不超过8穴，以4～6穴为多，甚有一两针验校者，如小腹急痛取承浆，痛经取上仙（十七椎），胃脘痛取至阳。他一穴多点的针刺也是受朱琏大师在治疗时刺激神经干的影响，如风池穴有7个刺激点，分别针对不同的疾病。风池定位在耳垂与风府连线上，完骨与斜方肌高点连线的中点，以此点画十字象限，在耳侧外上象限针感到眼，在其下象限针感到咽部，在此两点之间针感到鼻，在风府侧内上象限针感到头顶，在其下象限的针感到肩颈。黄鼎坚教授在长期的临床实践中逐渐形成了根据疾病的不同一穴多点的进针特色。

2. 针灸人才培养方式　如何发展中医事业和传承经验，一直是黄鼎坚教授多年来关注的问题。黄鼎坚教授1996年开始担任针灸推拿学硕士研究生导师，1997年被选为第二批全国老中医药专家学术经验继承指导老师。2001年担任广西中医学院传统班师带徒导师，他认为，中医人才的培养是中医事业发展的保证，面对新的机遇和挑战，针灸人才不仅要具备中医针灸诊治的知识和本领，而且要具备西医诊治的知识和本领，如现代科研思维、方法及能力和外语能力。中医针灸是一门系统的科学，是一个涉及临床各科的学科。针灸是实践性很强的科学，需要一定的临床实践能力。针灸要发展，要创新，就需要科研；针灸要交流，就需要外语能力。这些都需要加强。目前，针灸人才的培养目的不是很明确，既不全也不专。针灸治疗广泛，涉及临床各科，需要针灸师掌握各种知识。但人的精力总是有限的，且受到现在培养方式的制约，我们不可能面面都精通，这又要求我们在全之外，必须专。全与专，是辩证的关系，作为针灸学的全，应建立在专的基础上。正式科班教育是培养中医的基础教育，跟师临证需要学生有一定的基础，最好是毕业后从事临床 2～3 年的时间。师承传统教育和规模教育有机地结合，前者建立在后者的基础之上，不失为一种现代培养名医的较好的模式。通过规模教育打下一定的基础，再经过师生的相互选择，在导师的指导下，从理论到实践的言传身教，加之学生自身的努力，可以在 3～5 年内出师。跟师过程中，理论与实践相结合是核心，理论上要求熟读经典，了解内涵，掌握要领，领会原文。临床实践中要理论联系实际，在反复实践中提高认识，积累经验。师徒之间应诚挚相待，取长补短，相互促进，共同提高。徒弟学历要求大学本科以上，且文化功底较扎实，作为时代发展的需要还要具备哲学思想基础、形态功能学基础、病因病理学基础、诊断及治疗学基础、临床学科基

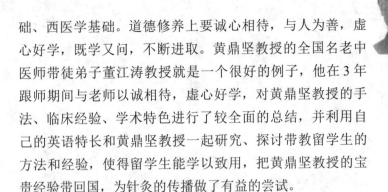

础、西医学基础。道德修养上要诚心相待，与人为善，虚心好学，既学又问，不断进取。黄鼎坚教授的全国名老中医师带徒弟子董江涛教授就是一个很好的例子，他在3年跟师期间与老师以诚相待，虚心好学，对黄鼎坚教授的手法、临床经验、学术特色进行了较全面的总结，并利用自己的英语特长和黄鼎坚教授一起研究、探讨带教留学生的方法和经验，使得留学生能学以致用，把黄鼎坚教授的宝贵经验带回国，为针灸的传播做了有益的尝试。

4. 针灸对外交流及对外教育体会　中国针灸早已走向世界，公元6世纪已流传到日本、朝鲜，20世纪70年代随针刺镇痛麻醉进一步得到推广。联合国卫生组织相继向世界推介针灸，并把制定穴位标准、为世界培养针灸人才等任务交给中国。随着针灸国际学术交流频繁，在全球范围内掀起了"针灸热"，目前已知有140多个国家和地区正在应用，40多个国家把针灸纳入医疗保障体系。

1981年，广西中医学院第一附属医院针灸病房成立之初就接受了第一个日本传统代表团访问，后来又陆续接待了联合国卫生组织代表团、美国教育代表团等，针灸科是外国学者最感兴趣、最想观摩学习的地方。1985年，广西中医学院接受第一个外籍针灸学员，从此针灸学科成为我校对外开放的窗口，每年有来自多个国家和地区的学员来学习针灸，人数逐年增加。特别是进入21世纪以来，国外更是掀起学中医、开针灸诊所的热潮。

黄鼎坚教授的足迹遍布世界多个国家或地区，多年的援外工作和国外交流、讲学使得他深刻体会到中医的优势和针灸的特色。他亲身听到患者对针灸的称赞,深深感悟到在以西医为主流的国度里,他们不仅容纳了针灸,欢迎针灸,不少国家还立法予以保护,办针灸学院,进行针灸医疗和科研,推广针灸,对我们来说,既是鞭策,又是莫大的鼓励。他认为,针灸可以激发人体内在的调整能力,以达到防治疾病、消除病痛、康复之目的,针灸对一些临床常见病乃至杂证的疗效是肯定的,有时可立竿见影。

20世纪80年代,黄鼎坚教授被选派参加国家医疗队赴非洲尼日尔共和国工作3年,应用针灸为当地3万余人解除了疾苦。作为一名中国人,出于国际主义援助精神为世界人民解除痛苦,为国家争得荣誉,而且还是应用老祖宗留给我们的独一无二的针灸瑰宝,为中医在世界医学中争得一席之地,他觉得无比自豪和骄傲。

黄鼎坚教授善用温和灸治疗皮肤顽疾,特别是一些经年不愈、久不收口的远年皮肤溃疡。他在瑞典讲学时,曾治疗一位65岁男性16年不愈的小腿溃疡,此患者的溃疡由外伤治疗不当引起,面积约10cm×8 cm,在小腿前下1/3,深可见骨,溃疡面不时渗液和白色分泌物。黄鼎坚教授主要在溃疡面施温和灸,每次20分钟,每周两次,并予忍冬藤每日外洗患处。治疗3个月后,溃疡面开始长新肉芽,8个月后溃疡面完全愈合,与周围皮肤一致。让国外患者也体会到针灸的奇特疗效。

对于留学生教育,黄鼎坚教授强调要根据留学生的特点,因人而异进行针对性教育,为不同的对象制订不同的学习方案和内容,重要的一点是使他们回国后能学以致用,

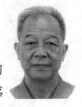

解决问题，如此才会增加他们对针灸的兴趣和从事针灸的决心。绝大多数学员汉语水平不高，直接影响与患者情感的沟通和全面分析病情以及了解针灸反应的能力。外籍学员来自不同的国度，有着不同的文化、专业学历和资历背景。因此，学员之间在理论知识和操作技能方面存在着较大差异，如有的曾系统学过针灸，有的已执业几年，有的则刚入门，水平参差不齐，接受能力的差别很大，在学习上各有目的和要求，个体化比较突出。另外，他们中的一些人原有理论知识来源于不同学术流派，所以在对某些临床问题上看法不一致，需要通过一段时间的实践与讨论来加强理解，促进认识的统一。有些外籍学员是出于对针灸的兴趣而来学习，而有些是想以此作为一个谋生赚钱的手段，故学员中常存在急于求成、经营生意的观点，缺乏应有的学术意识。所以，教授外籍学员更需要具有针对性。针对学员个人及其所在国家或地区的实际情况，对某些特定病种的治疗规律和具体方法进行必要的专题讲述和讨论，使他们归国后能学以致用。如澳大利亚的学员要求重点学习过敏性疾病、皮肤病、偏头痛等的针灸治疗，美国、法国、德国和丹麦的学员则侧重于慢性骨关节病、肥胖、遗尿、癌症的针灸止痛等。

在拟定和实施教学计划时要注意整体性与个体性的统一。强调教学计划的相对统一，应以确保计划能适合所有不同层次的学员为前提，使各级学员通过临床学习，在整体上达到所要求的统一水准，具备应有的理论知识和临床技能。注意个体性，即因人施教，对不同层次学员的教学指导，包括基础理论阐释、治疗规律、刺灸方法运用技巧、病种选择等，应进行相应的调整，使基础较好的学员能"更上一层楼"，不觉得学习枯燥乏味，又使得基础较差的学员能有长足进步而达到预期目的。临床教学内容突出中国特色和本地特色。目前，世界许多国家开展各种形式的针灸教育，由此产生了不同的学术流派。中国是针灸的发源地，对世界的针灸发展一直起着重要的主导作用，黄鼎坚教授坚持向外籍学员传授中国传统特色的针灸学内容，以保持中国在世界针灸发展中的主导地位，这是教学工作中应注重和坚持的。教学中，他结合临床实际和个人经验，重点指导和帮助外籍学员认识和掌握中国传统针灸理论和诊疗方法，同时还传授本地区的针灸特色如壮医药线点灸疗法。他还介绍中国现代针灸研究中的成就和新的学术观点及方法，以使学员们普遍感到学到的知识具有传统性、独特性、科学性和先进性。

根据临床教学工作的需要，黄鼎坚教授不失时机地进行一般汉语口语及基本临床用语的教学，使外籍学员与患者得以进行简单而必要的交谈和情感交流，学员可从中获得必要的针灸感应及疗效方面的信息反馈，从而分析病情变化，协调患者情绪，提高学习的兴趣，增强完成学习任务的信心。患者也会产生亲切感和信任感，对临床教学工作予以配合和协作。

英语作为涉外针灸临床教学中的一种主要教学工具，中医术语翻译的规范化是保证外籍学员能统一认识、正确理解和掌握中医针灸学术理论的关键，所以教学翻译应尽

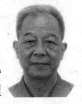

量使用较为规范的英译中医术语，能让学员比较熟悉，也易于理解，在一定程度上避免了学员对一些中医术语及理论所产生的疑惑或曲解。

留学生针灸教育应注重学术意识的培养，引导学员们以科学的态度学习、研究针灸，鼓励他们今后在某一方面继续钻研。特别是那些今后有可能从事科研工作或有相当条件的学员，应在科研思路及方法上给予他们一定的启发和指导。如对他们各自较感兴趣的病种，选择一定数量的患者进行针对性分析讨论，同时指出现今国内外对该病在认识上或治疗方面所存在的某些有待探索的问题，使他们明了今后应该努力的方向，学员们普遍对这些做法感到满意。

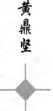

年　谱

1939 年 8 月 4 日　出生于广西壮族自治区东兰县三石乡。

1946 年　就读本村板公小学。

1949 年　转至三石乡中心小学。

1951 年　就读东兰县初级中学。

1955 年　到南宁市报考公费职业学校，落榜后回乡务农。

1956 年　被东兰高中录取。

1959 年　参加高考，被广西中医专科学校（现广西中医药大学）录取，成为东兰县第 1 个进入中医学校的大学生。

1962 年　大学理论学习结束，分派到当时的自治区中医院（现广西中医学药大学第一附属医院）进行为期 1 年的毕业实习。

1963 年　毕业后留校任教。

1976 年　到横县、合浦等地开门办学，得到针灸专家朱琏老师的指导，去施行朱琏老师为自治区省级领导制订的针灸治疗方案。

1977 年　陪同广西草药王李才魁老师上凌云陈黄老山原始森林采药，后又到都安、大化瑶族大石山区采集道地药材。

1978 年　参与并完成了《新针灸学》（1978 年版）的编整出版工作。跟随柳江县（现柳江区）的壮族民间老医师龙玉乾学习，并合作整理了《壮医药线点灸疗法》一书。

1980 年　到南京参加全国高等中医院校师资提高班，

结束后回校开设《针灸医籍选》专业基础课程，担任首位主讲教师；申办广西针灸进修班；创建针灸病房，使针灸科成为医院、学院对外交流的窗口。

1981年　到中国中医研究院（现中国中医科学院）针灸研究所参加全国针灸高级医师进修班，聆听程莘农、贺普仁等针灸大师的教诲。撰写了《虚实在针灸临床的指导意义》《经络学说在针灸临床的作用》，为临床经验诊察法创立新见。

1983年　参加国家派往非洲的援外医疗队，去往尼日尔共和国，让世界人民认识到中国针灸神奇医术的魅力。

1985年　在援外时接受考核、考试，晋升为副主任医师、副教授。

1986年　回国后担任针灸教研室副主任、医疗系副主任、第一临床医学院副院长。

1988年　结合临床经验出版了《点穴疗法》一书。

1988年—1991年　先后参与《实用中医学》《广西乡村医生·中西医学复习考试题解》《广西乡村医生·医学考试提高》的编写工作。撰写了《扩大教学基地，培养合格针灸人才》，在全国高等中医院校临床教育会上发言。

1992年　晋升为主任医师，受聘为针灸学教授；担任广西壮族自治区中医医院等级评审专家组组长，到各地开展工作。

1995年　被遴选为广西中医学院（现广西中医药大学）针灸推拿学专业硕士研究生导师，荣获"广西优秀医学科技工作者"称号，撰写《针灸特色之思考》一文。

1996 年　作为广西中医学院第一附属医院（现广西中医药大学第一附属医院）主管业务的副院长，全面主持医院创"三甲"的工作，最终取得胜利。

1997 年　被人事部（现人力资源和社会保障部）、卫生部（现国家卫生健康委员会）、国家中医药管理局遴选为第二批全国老中医药专家学术经验继承指导老师，指导弟子董江涛、杜碧燕、黄瑜 3 人。发表了《论毫针刺法》，重视针灸对外交流；与弟子董江涛撰写了《对提高涉外针灸临床教学质量的思考》。

1998 年　与弟子杜碧燕进一步观察了朱琏雀啄灸疗法在面神经麻痹中的应用。

1999 年　撰写了《针灸治疗面瘫效果分析及思考》，与弟子杜碧燕撰写了《黄鼎坚针刺加点穴手法治疗颈椎病经验介绍》。主编《穴位埋线疗法》一书，由广西科学技术出版社出版。应德国自然疗法医学会的邀请和弟子董江涛赴德国讲学 3 个月。

2000 年　被推选为广西中医学院针灸推拿学学术带头人。

2002 年　撰写了《针灸临床思维》，其学术思想体系逐渐形成。

2003 年　指导陈尚杰、周开宾两位研究生完成正交设计《脑梗死的针灸治疗方案的优选及对 IR 影响的临床研究》的课题。

2004 年　撰写了《对发扬中医传统文化的看法》。应瑞典自然疗法医院的邀请赴瑞典讲学，传授针灸，开展临床

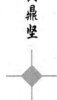

交流与指导工作。

2005年　被推选为国家"十五科技攻关项目"名老中医学术思想、经验传承研究的名老中医专家。撰写了《认识·经验·体会》，并在广西针灸学会年会上发言。

2006年　退休后仍"壮心不已"，与学生、徒弟共同努力完成了"黄鼎坚学术思想、经验传承研究"的课题，提交了3万余字的研究报告，并发表了3篇相关文章。在广西针灸推拿学院成立大会上做《弘扬特色 迎接挑战》的发言。

2007年　获国家中医药管理局颁发的全国名老中医药专家学术继承人优秀指导老师、先进个人称号。在《世界中医杂志》上发表了《针灸特色再思考》一文。

2008年　《黄鼎坚针灸临证经验集要》一书由人民卫生出版社出版。

2009年　除坚持临床一线工作外，还应武警部队医院的邀请做传、帮、带工作，为部队培养人才。邀请大学同学中的5位广西名老中医专家赴东兰、巴马、凤山等地进行献爱心义诊活动。《当代名老中医典型医案集》一书由人民卫生出版社出版，其中收录了黄鼎坚教授的针灸医案。

2010年　被广西壮族自治区中医药管理局列为老中医药民族医药专家宣传工程的老中医专家。

2012年5月　被广西壮族自治区卫生厅、人力资源和社会保障厅授予"桂派中医大师"称号。

2013年　组织专家下东巴凤革命老区巡回义诊。

2014年　在东兰县成立"全国名老中医黄鼎坚基层工

作站"。

2016年 《人生感悟》一书及《鼎坚健身功法》影像作品由北京科学技术出版社出版。

2015—2020年 坚持定期到工作站举办专题讲座,交流、传承学习经验,进行巡回义诊,参加扶贫献爱心活动。